腹膜播種
診療ガイドライン 2021年版

Clinical Practice Guidelines for Peritoneal Malignancy 2021

日本腹膜播種研究会 | 編
Japanese Society of Peritoneal Malignancy

金原出版株式会社

序 文

　腹膜播種は，腫瘍細胞が腹腔内に散布された形で多数の転移を形成する予後不良の病態で，がん種や地域ごとに様々なアプローチで診断・治療がなされてきた歴史的経緯があり，国際的にも統一した治療指針が確立されていないのが現状である。そこで，2019年（令和元年），複数の診療科から構成された「日本腹膜播種研究会」を設立し，臓器横断的な観点から議論を行うことによって，腹膜播種患者の予後向上に貢献することを目指して活動することにした。「腹膜播種診療ガイドライン」の作成はその最初のプロジェクトである。しかし，がん種や施設により治療法が大きく異なっている現状に加えて，審査腹腔鏡，腹腔内（温熱）化学療法，腹水濾過濃縮再静注法など腹膜播種に特有の手技があり，その一部は保険適用外であること，高レベルのエビデンスが少ないことなどから，明確な推奨度の判定は難しい事象が多いことが予想された。本ガイドラインでは，これらの事項もあえて CQ として取り上げ，現時点における推奨を検討することにした。策定委員には，同研究会理事から推薦を受け，播種治療の最前線で診療に携わっておられる先生方に，評価委員には，同研究会に加え関連学会より推薦をいただいた先生方にお願いした。折からのコロナ禍で，策定には困難を極めたが，ほぼ全編 Web 会議にて議論を重ね，ほぼ1年で作成に至った。ひとえに委員の先生方の強い「思い」に支えられた多大なるご尽力のおかげである。また，パブリックコメント等にて様々な立場の方々から多数の御意見をいただいた。特に，完全減量手術や腹腔内（温熱）化学療法の推奨に関しては複数の方々から異論をいただき，これらの点に関しては，再度，策定委員会で慎重に検討を重ね，現時点での構成委員の意見をまとめたものを記載した。委員の先生方，御意見を頂いたすべての方々に深甚なる感謝の意を表します。

　さて，時は今，コロナ禍の遷延により国民は疲弊し，それに対する迅速な対策が見い出せない事態が続いている。IT 技術の急速な進歩に伴い極度に肥大化した情報を的確に評価し，有意義に活用する見識を失いつつあるこの国の実態を反映しているように思われる。要は，「いちばん大切なこと」を見誤らないこと，そして「行動する勇気を持つこと」に尽きるのではないかと思う。生命は，幾星霜の時を経て，「個の命」を犠牲にし「世代」を進めることで，効率よく「いのち」をつないでいくシステムを作り出した。「死」に永遠の価値を見出したと考えてもよい。医療者にとって「いちばん大切なこと」は，「この限られた命の輝きをどうサポートしていけばよいのか？」を，当事者である「患者さん」目線で考えることであるに違いない。本ガイドラインは初版であり，まだ，未熟な点が多いかと思う。ただ，この視点に忠実に作成されていることは間違いない。本書を「たたき台」として，各関連学会，読者諸氏の御意見を参考にしつつ，より良い播種治療の実現にむけて改訂を進めていきたいと考えている。

令和3年5月

日本腹膜播種研究会理事長
腹膜播種診療ガイドライン作成委員長

北 山 丈 二

iv

ガイドライン 策定委員会 (＊：部門委員長)	委員長	北山　丈二	自治医科大学　消化器一般移植外科
	副委員長	島田　英昭	東邦大学　一般消化器外科
	胃癌部門	藤原　義之＊	鳥取大学　病態制御外科
		會澤　雅樹	新潟がんセンター　消化器外科
		石神　浩徳	東京大学　外来化学療法部
		伊藤　誠二	愛知がんセンター　消化器外科
		今野　元博	近畿大学　上部消化管外科
		門脇　重憲	愛知がんセンター　薬物療法部
		小林　大介	小牧市民病院　消化器外科
		高張　大亮	がん研有明病院　消化器内科
		辻　　靖	斗南病院　腫瘍内科
		蜂谷　修	山形大学　消化器外科
		廣野　靖夫	福井大学　がん診療推進センター
		深川　剛生	帝京大学　外科
		伏田　幸夫	金沢大学附属病院　胃腸外科
		宮谷　幸造	鳥取大学　病態制御外科
	膵癌部門	里井　壯平＊	関西医科大学　外科
		伊佐山浩通	順天堂大学　消化器内科
		高原　楠昊	東京大学　消化器内科
		辻　　靖	斗南病院　腫瘍内科
		藤井　努	富山大学　消化器・腫瘍・総合外科
		宮戸　秀世	自治医科大学　消化器外科
		山口　博紀	自治医科大学　臨床腫瘍科
		山田　豪	名古屋大学　消化器外科
	大腸癌・ 腹膜偽粘 液腫部門	五井　孝憲＊	福井大学　第一外科
		石原聡一郎	東京大学　腫瘍外科
		植竹　宏之	国立病院機構災害医療センター　臨床研究部長
		大澤　英之	自治医科大学　臨床腫瘍科
		合田　良政	国立国際医療研究センター　外科
		小島　康志	国立国際医療研究センター　消化器内科
		志田　大	東京大学医科学研究所　フロンティア外科学分野
		高島　淳生	国立がん研究センター中央病院
		髙橋　孝夫	岐阜大学　がん先端医療開発学講座
		谷口　浩也	国立がん研究センター東病院
		問山　裕二	三重大学　消化管小児外科
		中村　慶史	金沢大学　消化器・腫瘍・再生外科／胃腸外科
		古畑　智久	聖マリアンナ医科大学東横病院　消化器病センター　消化器一般外科
		堀田　洋介	埼玉医科大学国際医療センター　消化器内科
		森川　充洋	福井大学　第一外科
		室野　浩司	東京大学　腫瘍外科
		矢野　秀朗	Southhampton University, 国立国際医療研究センター

略語一覧

5-FU／LV 療法	5-Fluorouracil／Leucovorin	フルオロウラシル／ロイコボリン療法
CapeOX 療法	Capecitabine, Oxaliplatin	カペシタビン，オキサリプラチン療法
CART	cell-free concentrated ascites reinfusion therapy	腹水濾過濃縮再静注法
CC socre	completeness of cytoreduction score	減量切除スコア
CHPP	continuous hyperthermicperitoneal perfusion	持続温熱腹膜還流
CR	complete response	完全奏効
CRS	cytoreductive surgery	完全減量切除
DCS 療法	Docetaxel, Cisplatin, S-1	ドセタキセル，シスプラチン，S-1 療法
DFS	disease-free survival	無病生存期間
DPAM	disseminating peritoneal adenomucinosis	播種性腹膜粘液腺腫症
DS 療法	Docetaxel, S-1	ドセタキセル，S-1 療法
DWI	diffusion-weighted image	拡散強調画像
EIPL	extensive intraoperative peritoneal lavage	術中腹腔内大量洗浄
EPIC	early postoperative intraperitoneal chemotherapy	術後早期腹腔内化学療法
EUS-FNA	endoscopic ultrasound-fine needle aspiration	超音波内視鏡下穿刺吸引法
FAS	full analysis set	最大の解析対象集団
FDG-PET	fludeoxyglucose-positron emission tomography	フルオロデオキシグルコース - 陽電子放射断層撮影
FLTAX 療法	5-FU／l-LV, PTX	フルオロウラシル／レボホリナート，パクリタキセル
FOLFOX 療法	Folinic acid, Fluorouracil, Oxaliplatin	フォリン酸，フルオロウラシル，オキサリプラチン
FOLFIRINOX 療法	Folinic acid, Fluorouracil, Irinotecan, Oxaliplatin	フォリン酸，フルオロウラシル，イリノテカン，オキサリプラチン
HIPEC	hyperthermic intraperitoneal chemotherapy	腹腔内温熱化学療法
HR	hazard ratio	ハザード比
IDS	interval debulking surgery	中間減量手術
IFL 療法	Irinotecan, Fluorouracil, Leucovorin	イリノテカン，フルオロウラシル，ロイコボリン療法
IP 療法	intraperitoneal chemotherapy	腹腔内化学療法
LAMN	low-grade appendiceal mucinous neoplasm	低異型度虫垂粘液性腫瘍
MDCT	multi-detector CT	多列検出器型 CT

MRI	magnetic resonance image	磁気共鳴画像診断
MST	median survival time	生存期間中央値
MTD	maximal tumor debulking	姑息的減量切除
NACT	neoadjuvant chemotherapy	術前補助化学療法
NIPS	neoadjuvant intraperitoneal／systemic chemotherapy	術前腹腔内／全身化学療法
OS	odds ratio	オッズ比
PCI	peritoneal cancer index	
PD	progressive disease	進行
PDS	primary debulking surgery	初回減量手術
PFS	progression free survival	無増悪生存率
PIPAC	pressurized intraperitoneal aerosol chemotherapy	加圧腹腔内エアロゾル化学療法
PMCA	peritoneal mucinous carcinomatosis	
PMP	pseudomyxoma peritonei	腹膜偽粘液腫
PPV	positive predictive value	陽性反応的中率
PR	partial response	部分奏効
PS	performance status	全身状態
PTX／RAM 療法	Paclitaxel, Ramucirumab	パクリタキセル，ラムシルマブ療法
QOL	quality of life	生活の質
RCT	randomized controlled trial	ランダム化比較試験
RECIST	response evaluation criteria in solid tumor	固形がんの治療効果判定
SD	stable disease	安定
SEMS	self-expandable metallic stent	自己拡張型金属ステント
SOX 療法	S-1, Oxaliplatin	S-1，オキサリプラチン
SPIC	sequential postoperative intraperitoneal chemotherapy	連続術後腹腔内化学療法
SP 療法	S-1, Cisplatin	S-1，シスプラチン併用療法
TC 療法	Paclitaxel, Carboplatin	パクリタキセル，カルボプラチン療法
TFI	treatment-free interval	無投薬期間

1章 本ガイドラインの概要

1-1　本ガイドラインについて

1. 本ガイドラインの目的

　本ガイドラインの主たる目的は，腹部に発生する悪性腫瘍により腹膜播種を来した患者に対する診断，治療に関する情報を整理するとともに，播種診療に関わる臨床的な疑問に対する推奨度を明らかにし，わが国における腹膜播種を有するがん患者の生存期間と生活の質（QOL）の向上に貢献することである。そこで，腹膜播種治療に関わる医師のみならず，医師以外の医療従事者，患者およびその家族が診療の概要を良く理解し，良質な医療を提供，享受できる医療環境を創出することを目指して本書を作成した。また，十分なエビデンスが得られていない研究テーマを明らかにすることで将来の臨床研究の促進につながることを期待する。

2. 本ガイドラインの対象者

　本ガイドラインの想定される主な利用者は，腹膜播種を有する悪性腫瘍患者の診療に携わる消化器外科医，腫瘍内科医，婦人科医などの臨床医をはじめとして，看護師，薬剤師などの医療従事者であるが，専門外の一般臨床医や医療従事者に加えて，患者や家族をはじめとする腹膜播種治療に関心を有する一般市民をも対象となることを想定して作成した。

3. 本ガイドラインを使用する際の注意事項

　本ガイドラインは，あくまでも作成時点までに国際的学術雑誌に掲載された文献上のエビデンスをベースにして検討した有益な治療を行うための指針であり，実際の診療行為を強制するものではない。特に，高度な侵襲を伴う手技に関しては，施設の設備状況や人的資源に加え，個々の患者の個別性に応じて方針を決定すべきである。したがって，本ガイドライン作成委員会は，記述内容に関しては本研究会が責任を負うが，診療結果に対する責任は負わない。また，本ガイドラインでは，腹膜播種の診断，治療に関して保険適応外の選択肢も含めて学術的な評価を行った。これらの保険適用外の診療項目を取り上げたCQにおいては，ステートメントあるいは解説文にてその旨を明記することにしたので，自費診療になる場合は相応の費用負担があることを前提として本ガイドラインをご利用していただきたい。

4. 既存ガイドラインとの関係

　本ガイドラインで取り上げる各がん種の診療ガイドラインは，2000年以降に初版が作成

され数回改定を繰り返したものが既に存在し，各がん種全般における診断治療の指針となっているが，腹膜播種に関する記載は比較的少なく，腹膜播種に特化した診断治療指針を提示することは意義があると考える。各がん種の現行ガイドラインとの間に一部内容に相違がある部分が存在するが，エビデンスレベルの判定や保険適用に関連するスタンスが異なることによるものと考えていただきたい。

5. 本ガイドラインの策定手順

本ガイドラインの策定は「日本腹膜播種研究会」が主体として行った。腹膜播種を来す疾患別に，胃癌，膵癌，大腸癌（腹膜偽粘液腫を含む），卵巣癌および全がん種に共通する癌性腹水を扱う5個のサブセクション（領域）に分け，各班の委員長および委員会メンバーが同理事長によって任命され，2017年12月に改訂された「Minds診療ガイドライン作成マニュアル2017」[1] に準じて，2020年1月から作業を開始した。折からのCOVID-19感染対策のため，委員全員が集合して意見交換をする機会を作ることが難しかったため，セクションごとにオンライン会議を開き，作業方針を確認し，「診断」「外科治療」「化学療法」等の小委員会に分かれて作業を行い，Web上で随時討議を重ねた。

(1) ガイドラインの構成と作業骨子

領域ごとに，最初に，言葉の定義，診断，治療に関する基本的事項を総説としてまとめた。次に，日常診療で判断に迷うテーマ，特に腹膜播種診療に特有な事象をCQとして抽出した。腹膜播種は，転移・再発がんの中でも特殊な病態であり，様々なアプローチでの診断・治療がなされてきた経緯があるため，ハイレベルのエビデンスに基づいた明確な推奨の判断が難しいと思われる課題に関しても積極的にCQとして取り上げ検討することにした。これらのCQに対して数個の益と害のアウトカムを設定，関連するキーワードから文献検索を行い，重要なアウトカムごとにシステマティックレビューを行い，益と害のバランスを考慮して推奨案を小委員会で決定した。文献検索，システマティックレビューに当たっては特別なチームは設けず，各セクション策定委員と協力者で実施した。この結果を基に，担当委員が解説文とともに推奨案を各セクション全体会議に提案し，推奨決定会議での議論ののち投票を行い，推奨度の最終決定とした。

(2) エビデンスの収集方法

すべてのCQに関して，関連するキーワードを設定し，原則として2000年以降～2020年までのPubMedをデータベースとして網羅的検索を行った。ヒットする論文数の少ない一部のCQに関しては，検索期間外のPubMed，医中誌の論文，ASCO Proceedingの追加検索，ハンドサーチによる論文も追加検討した。

(3) システマティックレビューとエビデンスの強さの決定

各CQについて益と害のアウトカムを抽出し，各アウトカムごとにまとめられた個々の文献について研究デザイン（介入研究，観察研究）ごとに「Minds診療ガイドライン作成マニュアル2017」[1] を参考に，各論文の示すエビデンスレベル（表1）を決定した。これら

表1　文献のエビデンスレベル

エビデンス レベル	内　容
強	腹膜播種患者を対象とした質の高いランダム化比較試験もしくはメタアナリシス
中	腹膜播種患者を対象とした質の劣るランダム化比較試験＊，複数の非ランダム化比較試験および良質の分析的観察研究で一定の有意性が示唆される （＊バイアスリスクや非直接性の強いもの，腹膜播種を含む進行癌患者を対象としたランダム化比較試験のサブ解析を含む）
弱	腹膜播種患者を対象とした複数の分析的観察研究，質の高い症例集積研究
とても弱い	症例集積研究，症例報告，専門家の意見

表2　推奨決定のためのアウトカム全般のエビデンスの強さ（確実性）

A	強	効果の推定値が推奨を支持する適切さに強く確信がある。
B	中	効果の推定値が推奨を支持する適切さに中程度の確信がある。
C	弱	効果の推定値が推奨を支持する適切さに対する確信は限定的である。
D	とても弱い	効果の推定値が推奨を支持する適切さにほとんど確信できない。

の複数の論文をまとめ，非一貫性，不精確，出版バイアスなどを加味して評価集約し，最終的に1つのCQに対する「エビデンス総体」として，GRADEシステムを参考に評価し，1つのCQに対する「エビデンスの強さ」を，「強」，「中」，「弱」，「とても弱い」の4段階に分類した。（表2）

(4) 推奨決定の方法

　各領域の小委員会でCQごとに，エビデンスの強さに基づいて，「推奨」と「推奨の強さ」の案を作成，推奨決定オンライン会議に提出した。会議では，提出された資料をもとに作成委員全員による綿密な議論を行い，推奨した治療によって得られる益と害のバランスに加えて，患者の価値観や希望，医療経済の観点，および全国の一般施設で施行可能かどうか等を考慮して総合的に判断した。以上の方針で，各セクションに策定委員の間で議論を重ね，最終的な推奨の強さは，GRADE Grid法に準じた投票に基づいて決定した。また，投票に際しては以下の決定方法をとることを事前に決定し，Web会議の欠席者については，独立性を担保した形でメールでの投票も「可」とした。

①以下のいずれかの選択肢の1つを選択する。

推奨度	行うことを 強く推奨する （強い推奨）	行うことを 弱く推奨する （弱い推奨）	行わないことを 弱く推奨する （弱い推奨）	行わないことを 強く推奨する （強い推奨）	推奨なし

②推奨の向きと強さの決定

　最初の投票で70％以上の得票が得られれば，そのまま選択肢を決定とする。

　半数以上委員が片方の向き（行う／行わない を推奨）に投票し，反対の向きへの投票が20％を超えない場合は，その向きに弱い推奨とする。

　上記の得票分布が得られなかった場合は，その結果を開示しつつ再度討議を行い，再投票を実施し，それでも合意に至らなかった場合は，「推奨なし」とする。

　上記の推奨決定会議での議論と投票結果を踏まえて，読者が読みやすく臨床現場で役立つように推奨文を作成した。「強い推奨」の場合には「強く推奨する」または「推奨する」，「弱い推奨」の場合には，「提案する」，「条件付きで推奨する」，「弱く推奨する」の中から文脈に最も沿った形で表現することとした。

(5) 外部評価，パブリックコメント

　日本腹膜播種研究会の「診療ガイドライン評価委員会」により評価を受けた。また，同研究会のホームページを利用してパブリックコメントの募集を行った。これらの，評価委員会より提案された修正点とパブリックコメントの結果を可能な限り原稿に反映させた後，最終案を決定した。本ガイドライン出版後には，さらに Minds および日本癌治療学会「がん診療ガイドライン評価委員会」に外部評価をお願いする予定である。

6. 資金源と利益相反

　本ガイドラインの発刊は「日本腹膜播種研究会」が主体となり行った事業であり，他の如何なる団体からの影響を受けていない。作成にあたり掛かる費用の一部は，厚生労働科学研究費・厚生労働行政推進調査事業費「学会連携を通じた希少癌の適切の医療の質向上と次世代を担う希少がん領域の人材育成に資する研究(20EA1901)（代表者：名古屋大学・小寺泰弘）」より補助を受けたが，特定の企業等からの資金提供はない。また，本ガイドラインの作成ならびに評価を担当した委員，およびその親族の利益相反状況を，日本医学会「診療ガイドライン策定参加資格基準ガイダンス」[2] に従い，自己申告していただいた。その結果，一部の委員について企業との間に講演，研究活動を通じた利益相反が存在していたが，本ガイドラインの推奨内容は，科学的根拠に基づくものであり，特定の製品や技術との利害関係により影響を受けたものではないと判断した。

7. 今後の改訂

　医学の進歩や社会の変化に伴い本ガイドラインも定期的な再検討や再改訂が必要になると考えられる。次回改訂版は 2024 年（3 年後）を予定しているが，必要に応じて臨時改訂も行い，「日本腹膜播種研究会」ホームページに提示していく予定である。

引用・参考文献

1) Minds 診療ガイドライン作成マニュアル 2017
　 https://minds.jcqhc.or.jp/s/guidance_2017
2) 日本医学会 診療ガイドライン策定参加資格基準ガイダンス
　 http://jams.med.or.jp/guideline/clinical_guidance.pdf

1-2　本ガイドラインにおける基本事項

　腹膜播種は，腹部に発生した悪性腫瘍が漿膜に露出した後，腹腔という閉鎖腔内に癌細胞が散布される形で多数の転移巣を形成するという特殊な病態で，進行すると大量の腹水（癌性腹水）や，腸管，尿管，胆管などの管腔臓器の狭窄を来し，いわゆる癌性腹膜炎という末期的状態に陥る予後不良の病態である。原発腫瘍は，胃癌，膵癌や大腸癌などの消化管癌と卵巣を主とした女性生殖器癌が主であるが，稀に消化管間質腫瘍（GIST）や食道癌，乳癌などの腹部以外の原発腫瘍からの播種も存在する。また，その病理学的特徴や悪性度はがん種による差が大きい[1]。一般に，卵巣癌や分化型大腸癌は比較的大きな結節が多発するタイプ（結節型）が多いのに対し，膵癌やスキルス胃癌はびまん性に広がる線維化の強い病変（浸潤硬化型）を作ることが多く，悪性度も高い傾向がある。一方で，腹膜偽粘液腫のように悪性度が低い癌腫も存在し，患者予後も原発腫瘍によって大きく異なる。このため，播種の進行度はがん種ごとに異なる分類がなされてきた歴史的背景がある。また，診療面においても，審査腹腔鏡，腹腔内（温熱）化学療法，腹水濾過濃縮再静注法など，他の遠隔転移とは異なる腹膜播種に特有の検査法，治療手技が存在し，一部は本邦では保険適用外の医療技術である。また，がん薬物療法に用いられる抗がん剤の種類や投与法も多岐にわたっているのが現状である。本ガイドラインでは，過去の文献検索を通して個々の手技や治療法の推奨度を考察しており，同じ診断法や治療法でも癌腫によって推奨度が異なることも多々見られるが，これは各がん種による腹膜播種の生物学的性質の違いを反映するものと理解していただきたい。以下，本ガイドラインで取り上げた用語，項目について概説する。

1. 肉眼的腹膜播種と顕微鏡的腹膜播種

　画像所見で明らかに検出される腹膜病変および審査腹腔鏡にて肉眼的に確認される腹膜病変を肉眼的腹膜播種（P1）とする。一方，審査腹腔鏡や腹腔穿刺で得られた腹水ないし腹腔洗浄液中の細胞診で悪性細胞が検出されたものを顕微鏡的腹膜播種（CY1）とする。本ガイドラインでの腹膜播種は肉眼的腹膜播種と顕微鏡的腹膜播種を含めたものを意味する。

2. Peritoneal Cancer Index (PCI)

　下図のように，腹腔内の腹膜エリアを13箇所に分類し，各々の部分の播種の程度を0〜3の4段階に分け，3箇所のスコアを総計したものを数値化したもの。最小0点〜最大39点で分類される[2]。

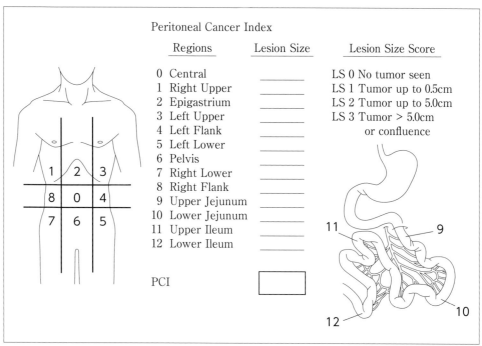

Peritoneal Cancer Index

Regions	Lesion Size	Lesion Size Score
0　Central	＿＿＿＿	LS 0　No tumor seen
1　Right Upper	＿＿＿＿	LS 1　Tumor up to 0.5cm
2　Epigastrium	＿＿＿＿	LS 2　Tumor up to 5.0cm
3　Left Upper	＿＿＿＿	LS 3　Tumor > 5.0cm
4　Left Flank	＿＿＿＿	or confluence
5　Left Lower	＿＿＿＿	
6　Pelvis	＿＿＿＿	
7　Right Lower	＿＿＿＿	
8　Right Flank	＿＿＿＿	
9　Upper Jejunum	＿＿＿＿	
10　Lower Jejunum	＿＿＿＿	
11　Upper Ileum	＿＿＿＿	
12　Lower Ileum	＿＿＿＿	
PCI		

（文献 2 より転載）

3．大量腹水

　腹膜播種が進行すると，癌細胞から産生される血管内皮増殖因子（VEGF）などの影響により腹膜の血管透過性の亢進，リンパ管の閉塞機序などにより腹水（癌性腹水）の貯留を来す。少量の腹水でも CT スキャンや腹部超音波で検出可能であるが，1〜1.5L を超える量になれば圧迫症状も呈するようになり，理学所見でも検出可能になる。このように大量の腹水を有する症例は全身状態が悪いため，化学療法の奏効性を検討する臨床試験では対象に含まれていないことも多い。本ガイドラインでは，「CT 画像にて骨盤から横隔膜下に連続的に腹水が貯留したもの」を「大量腹水を有する腹膜播種症例」と定義し，最後の項目で別途取り扱うことにした。

4．手術術式

(1) 審査腹腔鏡（Staging laparoscopy）
　肉眼的および顕微鏡的腹膜播種の確定診断を行うとともにその進行度を確定するために行う。以前に行われていた試験開腹術に代わるより低侵襲な手技である。近年，がん薬物療法の奏効を確認するための二次的審査腹腔鏡（second look laparoscopy）も施行されるようになってきている。

(2) 腫瘍減量術（Debulking Surgery，Cytoreductive Surgery）
　腹膜病巣の完全摘出または可及的に最大限の腫瘍減量を行い，（温熱）化学療法の治療効果を高める目的で施行される術式で，切除範囲や手術時期，遺残腫瘍の大きさにより様々

な分類がなされている。一般に，Cytoreductive Surgery（CRS）とは，腹膜全体に広がった播種巣に対して腫瘍の完全切除を目指して，壁側の腹膜全体と臓側腹膜を可及的に切除する全腹膜切除術（Total peritonectomy）を含めた完全減量手術の意味で用いられており[3]，切除後の残存腫瘍の量的評価として completeness of cytoreduction（CC）score[4] が用いられている。CC socre は，外科的切除後の遺残腫瘍の最大径のスコア化を用いて切除範囲を評価する方法で，腫瘍なし：CC-0，2.5mm 未満：CC-1，2.5mm-2.5cm：CC-2，2.5cm 以上：CC-3 と分類される。本術式は，後述する腹腔内温熱化学療法（Hyperthermic intraperitoneal chemotherapy：HIPEC）と組み合わせて施行されることが多く，本ガイドラインでは，完全減量手術＋腹腔内温熱化学療法（CRS＋HIPEC）を一連の治療手技として，がん種ごとにその治療成績をまとめたのち，益と害のバランスに特に注意を払い，推奨度を評価した。一方，Debulking Surgery（減量手術）は，緩和的手術も含めてより広義な減量手術を指す言葉として一般的に用いられており，婦人科領域では，初回治療として行う Primary debulking surgery と化学療法中ないし終了後に施行する Interval debulking surgery，secondary debulking surgery に，残存腫瘍の量により complete surgery，optimal surgery，suboptimal surgery に分類されている[5]。

（3）conversion surgery

　消化器癌の領域で頻用される名称であるが，初回診断時に病変の広がりから外科的切除の適応がないと診断された Stage IV 患者において，化学療法が奏効し根治切除が可能と考えられた際に治癒を企図して手術を行うというのがconversion surgery の元来の意味である。しかし，腹膜播種の場合は，多発する小病変がすべて消失することが確認でき，臨床的に根治切除が可能と判断できるケースは少ない。しかし，近年の化学療法の進歩により，審査腹腔鏡にて腹膜病変の著明な縮小が確認できるケースも増えてきている[6]。本ガイドラインでは腹膜病変の著明な縮小が確認でき，ほぼ残存する腹膜病変がないと考えられる症例に対する腫瘍切除術も conversion surgery の範疇に含めた。

5. 化学療法

（1）がん薬物療法（全身化学療法）

　腹膜播種に対する現時点での標準的な治療法は全身化学療法であり，他の転移を有する切除不能癌の場合と同様の治療レジメンで治療が行われている。一般に，血管内もしくは経口で全身投与された抗がん剤は，いわゆる腹膜血液関門（Peritoneal-plasma barrier）によって腹膜病変への移行率が極めて低いため，他の転移部位と比べて治療効果が乏しいと考えられている[7]。しかし，腹膜病変を有する症例に絞った臨床研究は少なく，大量の癌性腹水を伴う高度進行症例は対象から除外されていることも多い。したがって，過去の臨床試験の結果に基づいて推奨されている治療レジメンが，すべての腹膜播種患者にとってベストな治療法であるかどうかに関しては，薬物動態の観点も含めて検討する余地があると思われる。また，近年，免疫チェックポイント阻害剤を用いた免疫療法も試みられているが，腹膜播種病変に対する有効性についてはまだ十分な情報は得られていないのが現状である。

(2) 腹腔内化学療法（非温熱）

　腹膜表面に存在する悪性病変に対してより効果的に抗がん剤を曝露させようという目的で腹腔内に直接注入する方法は，様々ながん種で古くから試みられてきた[8]。しかし，腹腔は血管やリンパ管に富み水溶性物質の透過性が高いため，局所に投与しても直ちに血中に移行し，全身投与に比べても薬物動態的な利点が少ないことが指摘され，広く普及するには至っていなかった。しかし，近年，全身化学療法に腹腔内カテーテルを通してプラチナ製剤やタキサンを繰り返し腹腔内に投与する方法を併用する複合化学療法の安全性と有効性を検討する臨床試験が行われ，その有用性が再確認されつつある[9,10]。

(3) 腹腔内温熱化学療法（HIPEC）

　前述の Cytoreductive Surgery に続いて，特殊な還流装置を用いて 41〜43℃ に加温した抗がん剤を腹腔内に注入し，持続還流と用手撹拌で腹腔内全体に均一な濃度の薬剤を曝露させる方法で，かつては持続温熱腹膜還流（continuous hyperthermicperitoneal perfusion：CHPP）と称し，本邦で開発されたものだが，保険収載には至らなかった。近年では，主に大腸癌，卵巣癌などの腹膜播種を対象として欧米の専門施設を中心に行われ，一定の治療成績も報告されているが，侵襲性の高い治療であり，合併症も高い傾向にあるため，本邦ではあまり普及していない。しかし，European Society for Medical Oncology（ESMO）や National Comprehensive Cancer Network（NCCN）の治療ガイドラインでは，大腸癌，腹膜偽粘液腫，卵巣癌などの腹膜播種に対して，適切な症例の選択と十分な治療経験のある施設においてという条件のもとに CRS＋HIPEC が治療の選択肢の1つとして考慮されている[11,12]。また，近年，加圧ポンプを用いてエアロゾル化した抗がん剤を腹腔内に局所投与する方法（Pressurized Intraperitoneal Aerosol Chemotherapy：PIPAC）がヨーロッパを中心に試行されてきているが[13]，現時点ではまだ臨床的エビデンスが乏しく，今回はコラムとして記載した。

6. 腹水濾過濃縮再静注法
　（Cell-free concentrated ascites reinfusion therapy：CART）

　腹膜播種や肝硬変患者の腹水を一度抜いて取り出し，濾過器で細胞成分を除去した後，さらに濃縮器で除水を行い，濃縮されたアルブミン・γグロブリンなどの有効成分を点滴で末梢静脈から再び体内に戻す治療法である。本邦で開発され，塩分制限や利尿剤などによる治療でも改善しない難治性腹水治療として 1981 年に保険認可されており，「消化器病学会肝硬変診療ガイドライン」では肝硬変に伴う難治性腹水に対する治療の選択肢の1つに取り上げられている[14,15]。腹膜播種に伴う大量腹水で全身状態の悪化した播種患者に対して普及しつつある。

引用・参考文献

1) Churg A, Cagle P, Roggli VL. Tumors of the serosal membranes. American Registry of Pathology. 2006.

2) Jacquet P, Sugarbaker PH. Clinical research methodologies in diagnosis and staging of patients with

peritoneal carcinomatosis. Cancer Treat Res. 1996; 82: 359-74.

3) Sugarbaker PH. Peritonectomy procedures. Ann Surg. 1995; 221: 29-42.

4) Sugarbaker PH. Successful management of microscopic residual disease in large bowel cancer. Cancer Chemother Pharmacol. 1999; 43 Suppl: S15-25.

5) Aletti GD, Dowdy SC, Gostout BS, et al. Aggressive surgical effort and improved survival in advanced-stage ovarian cancer. Obstet Gynecol. 2006; 107: 77-85.

6) Ishigami H, Yamaguchi H, Yamashita H, et al. Surgery after intraperitoneal and systemic chemotherapy for gastric cancer with peritoneal metastasis or positive peritoneal cytology findings. Gastric Cancer. 2017; 20: 128-34.

7) Jacquet P, Sugarbaker PH. Peritoneal-plasma barrier. Cancer Treat Res, 1996; 82: 53-63.

8) Markman M.Intraperitoneal belly bath'chemotherapy.in: Lokich J. Cancer chemotherapy by infusion. 2nd edition. Precept Press, 1990; 552-74.

9) Coleman RL. Intraperitoneal chemotherapy for frontline ovarian cancer therapy: vindicated or vilified? Curr Oncol Rep. 2006; 8: 439-40.

10) Kitayama J, Ishigami H, Yamaguchi H, et al. Treatment of patients with peritoneal metastases from gastric cancer. Ann Gastroenterol Surg. 2018; 2: 116-23.

11) Van Cutsem E, Cervantes A, Adam R, et al. ESMO consensus guidelines for the management of patients with metastatic colorectal cancer. Ann Oncol. 2016; 27: 1386-422.

12) NCCN Clinical Practice Guideline in Oncology. 2020
http://www.nccn.org/professionals.

13) Grass F, Vuagniaux A, Teixeira-Farinha H, et al. Systematic review of pressurized intraperitoneal aerosol chemotherapy for the treatment of advanced peritoneal carcinomatosis. Br J Surg. 2017; 104: 669-78.

14) 日本婦人科腫瘍学会編. 卵巣がん治療ガイドライン 2015 年版. 金原出版. 2015.

15) 日本消化器病学会・日本肝臓学会編. 肝硬変診療ガイドライン 2020 改訂第 3 版. 南江堂, 2020.

2章

胃癌

はじめに

　胃癌はかつてわが国で最も罹患率の高い悪性腫瘍であったが，近年，ピロリ菌感染率の急激な低下などによりその頻度は低下している。2017 年の統計では，胃癌は男性の2位，女性の4位，そして全体では，大腸癌に次いで2位の罹患率となっている[1]。胃癌において腹膜播種は最も頻度が高い非治癒因子であるとともに，かつては最も多い術後再発形式でもあった[2]。一方，胃癌の播種性転移は，画像診断による測定可能病変を有することが少なく，これまで臨床試験の対象となることが少ない病態であった。そのため，胃癌腹膜播種に特化した治療に関しても十分なエビデンスが存在しないのが現状である。このような状況において，現時点での診療指針をまとめることは，非常に困難ではあるが，臨床上重要である。

　進行再発胃癌の診療において，腹膜播種の診断・治療法の確立は非常に重要である。腹膜播種の肉眼分類として，神前らは結節型，小結節型，瀰漫浸潤型，浸潤硬化型，その他に分類し[3]，胃癌においては，小結節型，びまん浸潤型の割合が多く，CT などの画像検査では診断が困難であるとした。腹膜播種を伴う胃癌症例は，評価可能病変に乏しいことよりこれまで臨床試験の対象となりにくく，確固たるエビデンスが乏しい領域である。このような状況下で，日々の胃癌診療が行われている現状を鑑み，胃癌腹膜播種に対する現時点のエビデンスやコンセンサスを科学的手法により作成し，胃癌腹膜播種に対する診療レベルの向上と，均一化を目指すことを目的とした。具体的には，①胃癌腹膜播種の分類，②診断，③治療，④ P0CY1 に対する治療，⑤緩和治療，⑥フォローアップに分けて，現時点の推奨度を決定した。本ガイドラインが胃癌腹膜播種の診療において有用な指針となり，患者の利益に供することを期待する。

胃癌腹膜播種の分類

　わが国では，胃癌取扱い規約で定められた P 分類が用いられている。P0：腹膜転移を認めない，P1：腹膜播種を認める。とし，最新の第15版では，P1 をさらに，播種の部位により P1a，P1b，P1c に細分類しており，この分類は患者の予後と相関するという報告がある[4]。一方，欧米では，Sugarbaker らが提唱した Peritoneal cancer index（PCI）が用いられることが多く[5]，腹膜播種に特化した治療である Cytoreductive surgery や腹腔内温熱療法（HIPEC）の治療成績と相関することが報告されており，これらの治療を行ううえでは臨床的意義が認められている。

胃癌腹膜播種の診断

　胃癌における腹膜播種は，大腸癌や卵巣癌のそれと違い大きな結節を形成することが少なく画像診断の有用性は低いとされている。また，印鑑細胞癌や一部の未分化型腺癌などは，フルオロデオキシグルコース（FDG）の取り込みが低く，腹膜播種を診断する目的でFDG-PET/CT を追加する意義も少ない[6]。胃癌においては，大規模臨床試験（REGATTA 試験）により非治癒因子存在下の胃切除の予後改善効果が否定されたことにより[7]，不必要な開腹手術を避ける目的で，治療開始前に審査腹腔鏡検査を行うことが普及している。胃癌治療ガイドライン第6版の CQ において，「腹膜播種の可能性が比較的高い進行胃癌症例に対して，治療方針決定のために審査腹腔鏡を施行することを弱く推奨する」となっている。

胃癌腹膜播種の治療

　腹膜播種などの非治癒因子を伴う胃癌に対する標準治療は，胃癌診療ガイドライン，NCCN ガイドライン，および ESMO ガイドラインにおいて，全身化学療法とされている[8-10]。全身化学療法においては，非治癒因子をもつ進行胃癌を対象に行われた大規模臨床試験にて有用性が証明されたレジメンが採用されている。これらの臨床試験は一部腹膜播種を伴う胃癌も含まれており，標準治療となっている。腹膜播種を対象とした臨床試験もいくつか行われており，セカンドラインとしての weekly paclitaxel，大量腹水症例に対する FLTAX 療法などが検証されている[11, 12]。近年，腹膜播種のみを有する胃癌を対象としたタキサン系抗がん剤の腹腔内投与と全身化学療法併用の有用性を示す報告がなされ[13]，これを受けて，パクリタキセルを腹腔内および経静脈投与および S-1 を内服させるレジメンが考案され，標準的な全身化学療法である S-1＋CDDP 療法と比較する第 III 相試験（Phoenix-GC 試験）が行われた[14]。結果は，主要評価項目である 2 年時点での全生存期間における統計学的優越性は証明できなかったが，安全性に優れていることや，中等量以上の腹水を有する症例では高い有効性が認められ，今後の発展が期待される。一方，欧米や中国の専門施設で主に施行されている温熱化学療法（HIPEC）と Cytoreductive surgery（Peritonectomy）は，併用することで腹膜播種に対し予後延長効果がある，との報告がある一方で，標準治療との比較試験がないこと，また，侵襲度が大きく安全性に問題があり，専門施設で行う必要があることより，推奨できる治療とはなっていない[15, 16]。また，近年，胃癌に対するがん薬物療法の進歩により腹膜播種を伴う胃癌において奏効が得られた場合に原発巣と所属リンパ節のみを切除する Conversion Surgery の報告が散見されているが，手術の意義の検証が今後の課題である[17, 18]。

顕微鏡的腹膜播種（P0CY1）

　腹腔洗浄液細胞診（CY）にて癌細胞を認める場合を CY1（認めない場合は CY0）としている。CY1 は，胃癌においては M 因子の 1 つであり，これだけで Stage IV となる[8]。ただし，顕微鏡的腹膜播種（P0CY1）陽性患者の予後は，P1 と比較すると良好であり，この顕微鏡的腹膜播種の取り扱いについても検討を行った。現時点では，手術＋化学療法（あるいは化学療法＋手術）で治療されているのが一般的である[18, 19]。しかし，審査腹腔鏡検査により治療前に P0CY1 が診断された場合では幾つかの治療選択肢があり，手術＋術後化学療法以外にも，全身化学療法を継続する場合や全身化学療法後に，審査腹腔鏡等で切除を考慮する場合もあり，いずれの治療法も強い推奨にはなっていない。

胃癌腹膜播種と緩和治療

　胃癌腹膜播種は進行すると，腸閉塞，水腎症，胆管狭窄などの随伴症状をきたし，患者の QOL を低下させ，治療の継続の妨げになる。これらの症状に対し，症状緩和目的にバイパス・人工肛門などの手術や尿管ステント，胆道ステントなどの処置を行うことがある。これらは，限られた予後の患者における侵襲的治療であるので，患者の全身状態を考慮して適応を決定するべきである[20-22]。

▶ 胃癌腹膜播種再発ハイリスク症例のフォローアップ

　胃癌術後の腹膜播種再発高リスク例と考えられる例は，まず漿膜浸潤陽性例で，組織型が未分化型腺癌であること，さらに大型3型や4型胃癌においては高頻度に腹膜播種再発をきたすことが知られている。胃癌治療ガイドライン第6版では，進行胃癌の術後のフォローアップ法として3カ月ごとの診察，腫瘍マーカー，6カ月おきの画像診断を推奨しているが，このフォローアップ法と違う方法を推奨するエビデンスは存在しない。腹膜播種の初期像を画像で診断することは困難であることより，腹部所見・腫瘍マーカーなども加味して播種診断（播種増悪診断）を行い，速やかに次の治療に移行できるようにすることが重要である[23]。

引用・参考文献

1) 国立がんセンター　がん情報サービス　https://ganjoho.jp/reg_stat/statistics/stat/summary.html
2) Nashimoto A, Akazawa K, Isobe Y, et al. Gastric cancer treated in 2002 in Japan: 2009 annual report of the JGCA nationwide registry. Gastric Cancer. 2013; 16: 1-27.
3) 神前五郎，岩永剛，田中元，他．胃癌根治術後の腹膜再発について．癌の臨床．1976; 22: 834-40.
4) 日本胃癌学会編．胃癌取扱い規約　第15版．金原出版，2017.
5) Jacquet P, Sugarbaker PH. Clinical research methodologies in diagnosis and staging of patients with peritoneal carcinomatosis. Cancer Treat Res. 1996; 82: 359-74.
6) Shimada H, Okazumi S, Koyama M, et al. Japanese Gastric Cancer Association Task Force for Research Promotion: clinical utility of ^{18}F-fluoro-2-deoxyglucose positron emission tomography in gastric cancer. A systematic review of the literature. Gastric Cancer. 2011; 14: 13-21.
7) Fujitani K, Yang HK, Mizusawa J, et al; REGATTA study investigators. Gastrectomy plus chemotherapy versus chemotherapy alone for advanced gastric cancer with a single non-curable factor (REGATTA): a phase 3, randomised controlled trial. Lancet Oncol. 2016; 17: 309-18.
8) 日本胃癌学会編．胃癌治療ガイドライン 医師用 2018年1月改訂　第5版．金原出版，2018.
9) NCCN Clinical Practice Guideline in Oncology. Version 2.　2018　http://www.nccn.org/professionals
10) Smyth EC, Verheij M, Allum W, et al; ESMO Guidelines Committee. Gastric cancer: ESMO Clinical Practice Guidelines for diagnosis, treatment and follow-up. Ann Oncol. 2016; 27(Suppl 5): v38-v49.
11) Nishina T, Boku N, Gotoh M, et al; Gastrointestinal Oncology Study Group of the Japan Clinical Oncology Group. Randomized phase II study of second-line chemotherapy with the best available 5-fluorouracil regimen versus weekly administration of paclitaxel in far advanced gastric cancer with severe peritoneal metastases refractory to 5-fluorouracil-containing regimens (JCOG0407). Gastric Cancer. 2016; 19: 902-10.
12) Nakajima TE, Yamaguchi K, Boku N, et al. Randomized phase II/III study of 5-fluorouracil/l-leucovorin versus 5-fluorouracil/l-leucovorin plus paclitaxel administered to patients with severe peritoneal metastases of gastric cancer (JCOG1108/WJOG7312G). Gastric Cancer. 2020; 23: 677-88.
13) Kitayama J, Ishigami H, Yamaguchi H, et al. Treatment of patients with peritoneal metastases from gastric cancer. Ann Gastroenterol Surg. 2018; 2: 116-23.
14) Ishigami H, Fujiwara Y, Fukushima R, et al. Phase III Trial Comparing Intraperitoneal and Intravenous Paclitaxel Plus S-1 Versus Cisplatin Plus S-1 in Patients With Gastric Cancer With Peritoneal Metastasis: PHOENIX-GC Trial. J Clin Oncol. 2018; 36: 1922-9.
15) Bonnot PE, Piessen G, Kepenekian V, et al; FREGAT and BIG-RENAPE Networks. Cytoreductive Surgery With or Without Hyperthermic Intraperitoneal Chemotherapy for Gastric Cancer With Peritoneal Metastases (CYTO-CHIP study): A Propensity Score Analysis. J Clin Oncol. 2019; 37: 2028-40.
16) Rau B, Brandl A, Piso P, et al; Peritoneum Surface Oncology Group and members of the StuDoQ|Peritoneum Registry of the German Society for General and Visceral Surgery (DGAV). Peritoneal metastasis in gastric cancer: results from the German database. Gastric Cancer. 2020; 23: 11-22.
17) Kitayama J, Ishigami H, Yamaguchi H, et al. Salvage gastrectomy after intravenous and intraperitoneal paclitaxel (PTX) administration with oral S-1 for peritoneal dissemination of advanced gastric

cancer with malignant ascites. Ann Surg Oncol. 2014; 21: 539-46.

18) Yamaguchi T, Takashima A, Nagashima K, et al. Impact of preoperative chemotherapy as initial treatment for advanced gastric cancer with peritoneal metastasis limited to positive peritoneal lavage cytology (CY1) or localized peritoneal metastasis (P1a): a multi-institutional retrospective study. Gastric Cancer. 2020. Online ahead of print.

19) Kodera Y, Ito S, Mochizuki Y, et al. Long-term follow up of patients who were positive for peritoneal lavage cytology: final report from the CCOG0301 study. Gastric Cancer. 2012; 15: 335-7.

20) Fujitani K, Yamada M, Hirao M, et al. Optimal indications of surgical palliation for incurable advanced gastric cancer presenting with malignant gastrointestinal obstruction. Gastric Cancer. 2011; 14: 353-9.

21) Migita K, Watanabe A, Samma S, et al. Clinical outcome and management of ureteral obstruction secondary to gastric cancer. World J Surg. 2011; 35: 1035-41.

22) Nakai Y, Ishigami H, Isayama H, et al. Role of intervention for biliary and gastric/intestinal obstruction in gastric cancer with peritoneal metastasis. J Gastroenterol Hepatol. 2012; 27: 1796-800.

23) Hasegawa H, Fujitani K, Nakazuru S, et al. Optimal treatment change criteria for advanced gastric cancer with non-measurable peritoneal metastasis: symptom/tumor marker-based versus CT-based. Anticancer Res. 2014; 34: 5169-74.

CQ 1

胃癌腹膜播種患者において P 分類を予後予測因子として臨床応用することを推奨するか？

ステートメント

胃癌腹膜播種患者においてP分類を予後予測因子として臨床応用することを弱く推奨する。

推奨の強さ：**弱い**　エビデンスの強さ：**C**　合意率：**93%**（14/15）

解説

益 予後を予測することで適切な治療が選択可能となる。
害 予測が外れることにより不利益が生じる可能性がある。

　胃癌の腹膜播種は初回手術時の非治癒因子であるとともに，頻度の高い再発形式である。TNM 分類では腹膜播種は他臓器転移と同様に一括して M に分類されるが，腹膜播種の程度に応じて予後や治療方針が異なることから様々な分類が提唱されている。

　本邦の胃癌取扱い規約では，第 12 版[1] までは P0，P1，P2，P3 に 4 分類された。癌研究会附属病院外科の 1946 年から 1990 年までの胃癌 10,000 例の解析によれば[2]，本分類に基づいた 5 年生存率は，P0：53.9%，P1：4.8%，P2：1.0%，P3：0.3%と，播種の程度に応じて予後不良となる。しかしその後，P1，P2，P3 の予後に統計学的に有意な差がなかったこと[3]，TNM 分類との整合性から第 13 版[4] で PX，P0，P1 の 3 分類に改訂された。

　効果的な治療が乏しかった1990年代に比べ2000年以降では様々な新薬が臨床開発され，胃癌の治療成績が向上するとともに，旧分類と予後が相関する報告が見られるようになった。そこで，第 15 版[5] では P1 を P1a，P1b，P1c，P1x に細分類された。Wang ら[6] は，本邦の P1abc 分類，P123 分類，Gilly 分類[7] を用いて，腹膜播種を有する胃癌 309 例を後方視的に調査した。その結果，P1abc 分類では P123 分類や Gilly 分類と比較してより強い予後との相関を認め，P1abc 分類の有用性を報告している。

　以上より，時代の変遷を経て P 分類は予後予測因子として確立しつつあると考える。しかし，本邦において P1abc 分類と予後を調べた大規模な研究はまだない。したがって，P 分類を予後予測因子として臨床応用することを弱く推奨すると結論した。

明日への提言

　P 分類に基づいた予後の大規模な前向き研究が必要である。さらに，全身的ながん薬物療法，腹腔内化学療法，HIPEC，腹膜切除術等の治療成績を臨床試験により検証し，P 分類別の最適な治療の構築が望まれる。

検索資料・参考にした二次資料

　データベース：PubMed　期間：2000-2020　keyword・件数：gastric cancer, peritoneal metastasis, classification, filter：English, Japanese　97 件。

　以上のうち本 CQ に関連ありと判断されたものは 5 件。文献は 1-5 背景因子として担当者判断で追加した。

引用・参考文献

1）胃癌研究会編．胃癌取扱い規約　改訂第 12 版．金原出版，1993.

2）中島聰總．胃癌 10,000 例の表解析．癌と化療．1994; 21: 1806-97.

3）Aiko T, Sasako M. The new Japanese Classification of Gastric Carcinoma: Points to be revised. Gastric Cancer. 1998; 1: 25-30.

4）日本胃癌学会編．胃癌取扱い規約　第 13 版．金原出版，1999.

5）日本胃癌学会編．胃癌取扱い規約　第 15 版．金原出版，2017.

6）Wang JB, Liu ZY, Huang XB, et al. Implications for restaging in gastric cancer with peritoneal metastasis based on the 15th Japanese Classification of Gastric Carcinoma: An analysis from a comprehensive center. Eur J Surg Oncol. 2020; 46: 1269-76.

7）Gilly FN, Carry PY, Sayag AC, et al. Regional chemotherapy (with mitomycin C) and intra-operative hyperthermia for digestive cancers with peritoneal carcinomatosis. Hepatogastroenterology. 1994; 41: 124-9.

CQ 2

胃癌腹膜播種患者において Peritoneal Cancer Index（PCI）を予後予測因子として臨床応用することを推奨するか？

ステートメント

胃癌腹膜播種患者において腹腔内局所療法や conversion surgery を検討する場合に Peritoneal cancer index（PCI）を予後予測因子として臨床応用することを弱く推奨する。

推奨の強さ：**弱い** エビデンスの強さ：**B** 合意率：**93%（14/15）**

解説

益 予後を予測することで適切な治療が選択可能となる。

害 予測が外れることにより不利益が生じる可能性がある。

　　Peritoneal cancer index（PCI）は腹膜播種の分布に加え定量的な要素を含んだ分類であり，Sugarbaker[1] らによって提唱された。本分類は腹腔内を 13 カ所に分け各部位の播種の最大直径（Lesion size score：LS）を 4 段階にスコア化し，それらを合計した係数を用いる。最小スコアは 0，最大スコアは 39 となる。この分類は第 5 回 International Workshop on Peritoneal Surface Malignancy, Milan で術中における最良の腹膜播種の分類として国際的に承認された[2]。

　　欧米では腹膜偽粘液腫，卵巣癌，大腸癌の腹膜播種病変に対して，Cytoreductive surgery（CRS）や Hyperthermic intraperitoneal chemotherapy（HIPEC）は生存期間延長に寄与する治療として認識されている[3-5]。腹膜播種を有する大腸癌では CRS 後の PCI が長期生存に関与すること[6]，進行漿液性卵巣癌の前向き研究では，PCI が complete surgical cytoreduction の予測因子となること[7] が報告されている。しかし，このような治療介入を伴わない PCI が予後予測因子となるかは定かではない。

　　一方，腹膜播種を有する胃癌に対する CRS や HIPEC の有効性に関してはまだ結論はでていない。CRS と腹腔内化学療法を行った 159 例を対象とした Glehen ら[8] の後方視的解析では PCI 12 未満の症例で有意に生存期間の延長を認めた。Rau ら[9] はドイツのデータベースを用いて播種を有する胃癌患者に CRS＋HIPEC，を施行した 235 名を検討し，PCI が 0-6（74 名），7-15（70 名），16-39（24 名）の生存期間中央値はそれぞれ，18 カ月，12 カ月，5 カ月と有意差（p＝0.002）をもって低スコア群で良好であり，PCI を用いた患者選択が重要と結論した。現在，PCI6 以下を対象として CRS＋HIPEC と通常の化学療法との比較試験である PERISCOPE II が進行中である[10]。また，Kim ら[11] は腹膜播種を有する胃癌に対して腹腔内化学療法を併用した全身化学療法において PCI と予後が相関することを報告した。（PCI：grade I 25.6 カ月，grade II/III 16.3 カ月；p＝0.023）

　　以上より，腹腔内化学療法や Conversion Surgery を検討する場合には PCI を予後予測因子として臨床応用することを弱く推奨することになるが，現時点の標準治療である全身

化学療法における PCI の臨床的意義は不明であり，わが国においては一般的に使用されていないのが現状である。

明日への提言

本邦において PCI 分類に基づいた腹膜播種の評価は一般的に用いられていない。本邦における P 分類に加え，国際的な評価法である PCI 分類を用いた治療効果予測や予後予測の大規模な前向きの研究が望まれる。

検索資料・参考にした二次資料

データベース：PubMed　期間：2000-2020　keyword・件数：gastric cancer, peritoneal metastasis, peritoneal cancer index, filter：English　結果：70 件, keyword：peritoneal metastasis, peritoneal cancer index, efficacy, filter：English　結果：31 件, keyword：peritoneal metastasis, peritoneal cancer index, limitation, filter：English　結果：36 件。

以上のうち本 CQ に関連ありと判断されたもの 11 件を採用した。

引用・参考文献

1) Jacquet P, Sugarbaker PH. Clinical research methodologies in diagnosis and staging of patients with peritoneal carcinomatosis. Cancer Treat Res. 1996; 82: 359-74.
2) Portilla AG, Kusama S, Baratti D, et al. The intraoperative staging systems in the management of peritoneal surface malignancy. J Surg Oncol. 2008; 98: 228-31.
3) Benhaim L, Faron M, Gelli M, et al. Survival after complete cytoreductive surgery and HIPEC for extensive pseudomyxoma peritonei. Surg Oncol. 2019; 29: 78-83.
4) van Driel WJ, Koole SN, Sikorska K, et al. Hyperthermic traperitoneal Chemotherapy in Ovarian Cancer. N Engl J Med. 2018; 378: 230-40.
5) Verwaal VJ, Bruin S, van Boot H, et al. 8-year follow-up of randomized trial: cytoreduction and hyperthermic intraperitoneal chemotherapy versus systemic chemotherapy in patients with peritoneal carcinomatosis of colorectal cancer. Ann Surg Oncol. 2008; 15: 2426-32.
6) Portilla AG, Sugarbaker PH, Chang D. Second-look surgery after cytoreduction and intraperitoneal chemotherapy for peritoneal carcinomatosis from colorectal cancer: analysis of prognostic features. World J Surg. 1999; 23: 23-9.
7) Elzarkaa AA, Shaalan W, Elemam D, et al. Peritoneal cancer index as a predictor of survival in advanced stage serous epithelial ovarian cancer: a prospective study. J Gynecol Oncol. 2018; 29: e47.
8) Glehen O, Gilly FN, Arvieux C, et al.; Association Française de Chirurgieet al. Peritoneal carcinomatosis from gastric cancer: a multi-institutional study of 159 patients treated by cytoreductive surgery combined with perioperative intraperitoneal chemotherapy. Ann Surg Oncol. 2010; 17: 2370-7.
9) Rau B, Brandl A, Piso P, et al.; Peritoneum Surface Oncology Group and members of the StuDoQ|Peritoneum Registry of the German Society for General and Visceral Surgery (DGAV). Peritoneal metastasis in gastric cancer: results from the German database. Gastric Cancer. 2020; 23: 11-22.
10) Koemans WJ, van der Kaaij RT, Boot H, et al. Cytoreductive surgery and hyperthermic intraperitoneal chemotherapy versus palliative systemic chemotherapy in stomach cancer patients with peritoneal dissemination, the study protocol of a multicentre randomised controlled trial (PERISCOPE II). BMC Cancer. 2019; 19: 420.
11) Kim DW, Jee YS, Kim CH, et al.; PIPS-GC (Perioperative Intra-Peritoneal & Systemic Chemotherapy for Gastric Cancer) study group. Multicenter Retrospective Analysis of Intraperitoneal Paclitaxel and Systemic Chemotherapy for Advanced Gastric Cancer with Peritoneal Metastasis. J Gastric Cancer. 2020; 20: 50-9.

2 章

胃癌

CQ **3**

胃癌腹膜播種の診断のために FDG-PET/CT を行うことを推奨するか？

ステートメント

胃癌腹膜播種診断におけるFDG-PET/CT検査の精度は一般的に行われるCT検査と比較して高くないため，腹膜播種を診断する目的では FDG-PET/CT 検査を行わないことを弱く推奨する。ただし，腹膜外の病変の検出には一定の有用性があるため，症例に応じて適応を決めるべきである。

推奨の強さ：**弱い**　エビデンスの強さ：**C**　合意率：**100%（15/15）**

解説

益 腹膜播種以外の遠隔転移病変の診断

害 コスト，被爆

　胃癌腹膜播種診断は，術前ステージングにおいては手術適応の判断，術後再発診断においては速やかな化学療法導入に重要である。胃癌腹膜播種診断における画像検査は，CTや FDG-PET/CT（以下 PET/CT），MRI，US の報告があるが，MRI は少数例の報告しか存在せず，US は簡便で低侵襲ではあるものの再現性に乏しい検査のため，一般的には造影 CT や PET/CT が行われている。

　診断精度に関して，術前ステージングにおける腹膜播種診断の造影 CT および PET/CT の感度はそれぞれ 33%・28%，特異度はそれぞれ 99%・97% と報告されている[1,2]。また，術後再発診断における腹膜播種診断の造影 CT，PET/CT の感度はそれぞれ 63.6%・18.2%，特異度はそれぞれ 97.7%・100.0%で[3]，術前ステージング・術後再発診断ともに，特異度は高いものの感度が低いことが報告されている。術前ステージングでの腹膜播種診断において，造影 CT 検査に加えて PET/CT を施行することの意義を検討した研究でも，その有用性は示されなかった[4]。一方で，血行性やリンパ行性転移・再発診断における PET/CT 検査に関しては，ある一定の有用性が示されている[1,2]。

　以上から，胃癌腹膜播種診断における PET/CT 検査の精度は，一般的に行われる造影CT 検査と比較して優れてはおらず，腹膜播種診断の目的で，PET/CT 検査を追加しないことを弱く推奨する。ただし，腹膜外の病変の検出には一定の有用性があるため，症例に応じて適応を決めるべきである。

明日への提言

　胃癌腹膜播種診断における PET/CT 検査の精度は高くなく，腹膜播種が疑われる症例に対しては審査腹腔鏡が適応されることが多い。ただし，審査腹腔鏡は，全身麻酔下で行われる侵襲的検査であり，より低侵襲で精度の高い診断方法の開発が望まれる。

■ **検索資料・参考にした二次資料**

データベース：PubMed　期間：2000-2020　keyword・件数：gastric cancer, peritoneal metastasis, diagnosis, ct/us/mri　CT：174 件，US：48 件，MRI：24 件 Filters activated：English　CT：103 件，US：39 件，MRI：18 件。

そのうち，本 CQ に関連ありと判断した文献を CT：3 件，US：0 件，MRI：0 件，検索でヒットしなかった PET-CT のシステマティックレビュー 1 件を追加。

引用・参考文献

1) Shimada H, Okazumi S, Koyama M, et al. Japanese Gastric Cancer Association Task Force for Research Promotion: clinical utility of ^{18}F-fluoro-2-deoxyglucose positron emission tomography in gastric cancer. A systematic review of the literature. Gastric Cancer. 2011; 14: 13-21.

2) Wang Z, Chen JQ. Imaging in assessing hepatic and peritoneal metastases of gastric cancer: a systematic review. BMC Gastroenterol. 2011; 11: 19.

3) Kim DW, Park SA, Kim CG. Detecting the recurrence of gastric cancer after curative resection: comparison of FDG PET/CT and contrast-enhanced abdominal CT. J Korean Med Sci. 2011; 26: 875-80.

4) Kawanaka Y, Kitajima K, Fukushima K, et al. Added value of pretreatment (18)F-FDG PET/CT for staging of advanced gastric cancer: Comparison with contrast-enhanced MDCT. Eur J Radiol 2016; 85: 989-95.

CQ 4

測定可能病変のない胃癌腹膜播種症例に対し，画像所見以外の理学所見や腫瘍マーカー等も参考に治療変更を行うことを推奨するか？

ステートメント

測定可能病変のない胃癌腹膜播種症例に対し，画像所見のみならず理学所見や腫瘍マーカー等も参考にして治療変更を行うことを弱く推奨する。

推奨の強さ：**弱い**　エビデンスの強さ：**C**　合意率：**93%**（14/15）

解説

益 無効な治療の早期中止。有用な治療を適切に使用することによる OS の延長
害 有効な治療の中止

　固形がんの臨床試験における腫瘍縮小効果判定の基準として，RECIST（response evaluation criteria in solid tumor）が汎用されている[1]。日常診療でも，一般的に RECIST を用いて効果判定が行われているが，RECIST で判定を行う病変は，リンパ節転移巣や肝転移巣などの測定可能病変と，腹水などの測定不能病変に分けられ，胃癌腹膜播種症例は測定可能病変を有することが少なく，どのような指標を用いて治療変更を行うべきか，判断に苦慮することがある。このような症例に対して，単施設の比較的少数の後方視的研究ではあるが，画像診断に基づいて治療変更を行う群と腫瘍マーカー/症状に基づいて治療変更を行う群の 2 群に分けて OS を比較したところ，後者が有意に予後良好であったと報告もある[2]。RECIST の原著論文には，「日常診療での個々の患者における治療継続の是非についての意思決定に用いられることを意図していない」と明記されており，JCOG のプロトコールマニュアル version 3.4 にも，『個々の患者における治療継続の是非の判断は，総合効果の CR/PR/SD/PD に基づいて行うのではなく，画像所見に加えて，症状や身体所見，各種検査値等を総合的に加味して行う「臨床的診断」に基づくべきである』と記載されている[3]。以上から，測定可能病変のない胃癌腹膜播種症例に対しては，理学所見や腫瘍マーカー等の画像所見以外の臨床所見を総合的に判断して治療変更を行うことを推奨する。

明日への提言

　切除不能・再発胃癌患者においては，有効な薬剤を適切なタイミングで切り替えて使用することが予後の延長につながる。測定可能病変の少ない胃癌腹膜播種症例の治療効果を判定する新たな診断法の開発が望まれる。

検索資料・参考にした二次資料

　データベース：PubMed　期間：2000-2020　keyword・件数：gastric cancer, peritoneal metastasis, symp* 87 件 Filters activated：English 52 件。

　そのうち，本 CQ に関連ありと判断した文献を 1 件採用追記：symptom を keyword として検索すると，PubMed の自動マッピング機能で diagnosis まで入るようになり，983 件の検索結果となった。意図しない文献も検出されるため，symp*とした。

引用・参考文献

1) Eisenhauer EA, Therasse P, Bogaerts J, et al. New response evaluation criteria in solid tumours: revised RECIST guideline (version 1.1). Eur J Cancer 2009; 45: 228-47.
2) Hasegawa H, Fujitani K, Nakazuru S, et al. Optimal treatment change criteria for advanced gastric cancer with non-measurable peritoneal metastasis: symptom/tumor marker-based versus CT-based. Anticancer Res. 2014; 34: 5169-74.
3) JCOG プロトコールマニュアル ver3.4（臨床研究法対応）.
　 http://www.jcog.jp/doctor/tool/14_34.pdf

2 章

胃癌

CQ 5

胃癌腹膜播種診断において腫瘍マーカー検査を推奨するか？

ステートメント

胃癌腹膜播種診断において CA125, CA72-4 などの複数の腫瘍マーカー検査を行うことを弱く推奨する。

推奨の強さ：**弱い**　エビデンスの強さ：**C**　合意率：**100%（15/15）**

解説

益 腹膜播種陽性診断率

害 コスト，偽陰性症例，偽陽性症例での追加検査の侵襲とコスト

　保険適応の範囲内で，胃癌症例に対して標準的に検査する腫瘍マーカーとして CEA，CA19-9，CA125，CA72-4，STN の 5 種類について 2012 年までの PubMed 文献のシステマティックレビューがあるので[1]，その後 2020 年までの文献を追加抽出した。CEA ならびに CA19-9 については 1980 年代から多くの文献があり，再発のモニタリング方法としても有用性が報告されている[2,3]。腹膜播種を疑う胃癌症例においては，5 種類の腫瘍マーカーのうち CA19-9，CA125，CA72-4，STN の 4 種の腫瘍マーカーでは高値の症例では腹膜播種の可能性が高く，フォローアップ中の症例では腹膜播種を含めた再発の可能性が高いと判断できる。特に，CA125，CA72-4 が有用であるとする報告が多い。

　胃癌腹膜播種症例 102 例において 4 種類の腫瘍マーカーを同時に測定した結果では，それぞれの陽性率は CEA＝19%，CA19-9＝36%，CA125＝46%，CA72-4＝45% であった[4]。特に CA125 は腹膜播種症例の独立した予後因子であり，化学療法中に CA125 が低下した症例では予後良好であったと報告されている。同様に胃癌腹膜播種症例 521 例において 3 種類の腫瘍マーカーを測定した結果では，CA72-4 の陽性率が 35% と最も高く，3 種類を併用することで陽性率は 62% となった[5]。CEA，CA19-9，CA125 の 3 種類を同時に測定した胃癌 768 例（腹膜播種症例 88 例を含む）における腹膜播種診断では，CA125 の陽性率が最も高く（38.6%），特異度 98.4%，正診率 91.5% であった[6]。Nakata らは，同じく同時に CEA，CA19-9，CA125 の 3 種類を測定した 384 例の胃癌において，腹膜播種症例陽性率は，CA125 が最も高く 39.4%，特異度 95.7%，正診率 90.8% と報告している[7]。Nakagoe らは STN 高値群では腹膜播種の odds 比が 13.01 と述べている[8]。CA125 を測定して審査腹腔鏡を施行した 37 例の検討では，CA125 上昇症例全例で腹膜播種陽性であり，CA125 低値例では 26 例中 17 例で播種陽性であった[9]。総合的に判断して，腹膜播種診断には CA125，CA72-4 の有用性が高く CA19-9 もある程度有用性がある[10-12]。なお，偽陰性症例が過半数であるので，注意を要する。

　しかしながら，これらの腫瘍マーカーの腹膜播種診断と患者の予後を改善する可能性については，前向き観察研究もなく，比較試験もないため，強く推奨するべきエビデンスが

乏しい。なお，術中腹腔洗浄液の腫瘍マーカー濃度測定によって，腹膜播種再発リスクを予測可能である[13-15]との報告があるが，現時点では保険適用ではない。以上から，測定可能病変のない胃癌腹膜播種症例の診断において CA125，CA72-4，CA19-9 などの複数の腫瘍マーカー検査を行うことを弱く推奨する。

明日への提言

定期的に腫瘍マーカーをモニタリングすることで患者の予後が改善するか？　という問いに対する根拠は乏しい。適切な腫瘍マーカーはどれか？　モニタリングする最適な間隔はどの程度の間隔か？　患者の予後が改善するか？　QOL が改善するか？　などの問いに対して，多施設での大規模な前向き観察研究が必要である。

検索資料・参考にした二次資料

データベース：PubMed　期間：2000-2020　keyword・件数：gastric cancer, peritoneal metastasis，[CEA，CA19-9，CA125，CA72-4，STN　Filters activated：English]
CEA；71 件・17 件，CA19-9；34 件・4 件，CA12-5；15 件・3 件，CA724；7 件・2 件，STN；1 件。

重複を除いて合計 20 件を抽出した。

引用・参考文献

1) Shimada H, Noie T, Ohashi M, et al. Clinical significance of serum tumor markers for gastric cancer: a systematic review of literature by the Task Force of the Japanese Gastric Cancer Association. Gastric Cancer. 2014; 17: 26-33.
2) Chen S, Chen X, Nie R, et al. A nomogram to predict prognosis for gastric cancer with peritoneal dissemination. Chin J Cancer Res. 2018; 30: 449-59.
3) Komatsu S, Ichikawa D, Nishimura Y, et al. Better outcomes by monitoring tumour dynamics using sensitive tumour markers in patients with recurrent gastric cancer. Anticancer Res. 2013; 33: 1621-7.
4) Emoto S, Ishigami H, Yamashita H, et al. Clinical significance of CA125 and CA72-4 in gastric cancer with peritoneal dissemination. Gastric Cancer. 2012; 15: 154-61.
5) Li Y, Yang Y, Lu M, et al. Predictive value of serum CEA, CA19-9 and CA72.4 in early diagnosis of recurrence after radical resection of gastric cancer. Hepatogastroenterology. 2011; 58: 2166-70.
6) Hwang GI, Yoo CH, Ho Sohn BH, et al. Predictive value of preoperative serum CEA, CA19-9 and CA125 levels for peritoneal metastasis in patients with gastric carcinoma. Cancer Res Treat. 2004; 36: 178-81.
7) Nakata B, Chung HYS, Kato Y, et al. Serum CA 125 level as a predictor of peritoneal dissemination in patients with gastric carcinoma. Cancer. 1998; 83: 2488-92.
8) Nakagoe T, Sawai T, Tsuji T, et al. Predictive factors for preoperative serum levels of sialy Lewis(x), sialyl Lewis(a) and sialyl Tn antigens in gastric cancer patients. Anticancer Res. 2002; 22: 451-8.
9) Fujimura T, Kinami S, Ninomiya I, et al. Diagnostic laparoscopy, serum CA125, and peritoneal metastasis in gastric cancer. Endoscopy. 2002; 34: 569-74.
10) Yuan SQ, Nie RC, Chen YM, et al. 200. Glasgow Prognostic Score is superior to ECOG PS as a prognostic factor in patients with gastric cancer with peritoneal seeding. Oncol Lett. 2018; 15: 4193-200.
11) Luo T, Chen W, Wang L, et al. CA125 is a potential biomarker to predict surgically incurable gastric and cardia cancer: A retrospective study. Medicine (Baltimore). 2016; 95: e5297.
12) Ohi M, Mori K, Toiyama Y, et al. Preoperative prediction of peritoneal metastasis in gastric cancer as an indicator for neoadjuvant treatment. Anticancer Res. 2015; 35: 3511-8.
13) Yamamoto M, Baba H, Kakeji Y, et al. Prognostic significance of tumor markers in peritoneal lavage

in advanced gastric cancer. Gastric Cancer. Oncology. 2004; 67: 19-26.

14) Kanetaka K, Ito S, Susumu S, et al. Clinical significance of carcinoembryonic antigen in peritoneal lavage from patients with gastric cancer. Patients With Gastric Cancer. Surgery. 2013; 154: 563-72.

15) Cetin B, Atalay C, Aslan S, et al. Peritoneal carcinoembryonic antigen level for predicting locoregional and distant spread of gastric cancer. Surg Today. 2005; 35: 919-24.

CQ **6**

腹膜播種の疑われる進行胃癌症例において審査腹腔鏡を行うことを推奨するか？

ステートメント

腹膜播種の可能性の高い胃癌症例の治療方針決定のために，審査腹腔鏡を行うことを弱く推奨する。

推奨の強さ：**弱い**　エビデンスの強さ：**B**　合意率：**73%（11/15）**

解説

益 試験開腹術の回避
害 侵襲的診断，コスト

　胃癌の治療方針を決定するうえで，癌の進行度を正確に診断することは大変重要である。REGATTA 試験によって非治癒因子存在下での胃切除術が生存期間の延長に寄与しないことが示されたことから，胃切除術を行う際は非治癒因子の有無の見極めが大切となる。

　近年，MD-CT などを用いた画像診断精度が向上してきているが，腹膜播種診断における正診率は決して高いとはいえない。一方，審査腹腔鏡は，全身麻酔を必要とするものの，腹膜播種の診断を低侵襲に行うことができ，かつその正診率も 85～98.9% と良好である。偽陰性率は 0～17%，合併症発生率は 0.4～2.2% と報告されている[1-8]。試験開腹術との比較においてエビデンスレベルの高い報告はないが，試験開腹術に比べて術後入院期間の短縮ならびに次の治療までの移行期間の短縮が報告されている[9]。

　審査腹腔鏡を行うことによって開腹を回避できた割合は 8.5～43.8% と報告されており[5]，腹膜播種陽性率は対象症例によって異なり，大型 3 型（腫瘍径 8 cm 以上）と 4 型を対象とした場合の陽性率は 46～53%，T2 以深の進行癌全体を対象とした場合は 26～43% となっている[3, 6]。審査腹腔鏡の費用対効果についての検討では，陽性率の高い場合にのみ許容されるとの報告がある[10]。対象を限定した場合に審査腹腔鏡は有用であるといえる。

　術前化学療法の第Ⅲ相臨床試験（JCOG0501），第Ⅱ相臨床試験（JCOG1002）はそれぞれ，大型 3 型もしくは 4 型症例，Bulky N もしくは No.16a2/b1 転移症例を対象に行われたが，いずれも症例登録時の審査腹腔鏡が必須とされた[11, 12]。一方，同様に大型 3 型あるいは 4 型を対象とした第Ⅱ相臨床試験（JCOG0210）においては審査腹腔鏡が行われなかったが，結果的に腹膜播種症例の多かったことが 3 年生存率に影響した可能性のあることが報告されている[13]。高度進行胃癌に対する術前化学療法が標準治療となりつつある中で，治療前のステージングならびに症例選別のために審査腹腔鏡は有用であると考えられる。

　以上より，腹膜播種の可能性の高い症例の治療方針決定に審査腹腔鏡を行うことを弱く推奨する。

明日への提言

　腹腔鏡下手術の適応が日常診療として進行胃癌に拡大されれば，試験開腹術の回避といった審査腹腔鏡の意義は薄れていくであろう。一方で，術前化学療法，あるいはCY1胃癌に対する化学療法後の胃切除術の有用性が確立されれば，その対象をより正確に選別するうえで低侵襲かつ正診率の高い審査腹腔鏡は重要な位置を占める検査法になると考えられる。

検索資料・参考にした二次資料

　データベース：PubMed　期間：2000-2020　keyword・件数："gastric cancer" AND（"staging laparoscopy or diagnostic laparoscopy"）NOT "gastrectomy" Filters activated：English 315件。

　そのうち，本CQに関連ありと判断した文献を13件採用。

引用・参考文献

1）Ramos RF, Scalon FM, Scalon MM, et al. Staging laparoscopy in gastric cancer to detect peritoneal metastases: A systematic review and meta-analysis. Eur J Surg Oncol. 2016; 42: 1315-21.

2）Machairas N, Charalampoudis P, Molmenti EP, et al. The value of staging laparoscopy in gastric cancer. Ann Gastroenterol. 2017; 30: 287-94.

3）Fukagawa T. Role of staging laparoscopy for gastric cancer patients. Ann Gastroenterol Surg. 2019; 3: 496-505.

4）Muntean V, Mihailov A, Iancu C, et al. Staging laparoscopy in gastric cancer. Accuracy and impact on therapy. J Gastrointestin Liver Dis. 2009; 18: 189-95.

5）Leake PA, Cardoso R, Seevaratnam R, et al. A systematic review of the accuracy and indications for diagnostic laparoscopy prior to curative-intent resection of gastric cancer. Gastric Cancer. 2012; 15: S38-47.

6）Irino T, Sano T, Hiki N, et al. Diagnostic staging laparoscopy in gastric cancer: a prospective cohort at a cancer institute in Japan. Surg Endosc. 2018; 32: 268-75.

7）Nassour I, Fullington H, Hynan LS, et al. The Yield of Staging Laparoscopy in Gastric Cancer is Affected by Racial and Ethnic Differences in Disease Presentation. Ann Surg Oncol. 2017; 24: 1787-94.

8）Hosogi H, Shinohara H, Tsunoda S, et al. Staging laparoscopy for advanced gastric cancer: significance of preoperative clinicopathological factors. Langenbecks Arch Surg. 2017; 402: 33-9.

9）Cardona K, Zhou Q, Gönen M, et al. Role of repeat staging laparoscopy in locoregionally advanced gastric or gastroesophageal cancer after neoadjuvant therapy. Ann Surg Oncol. 2013; 20: 548-54.

10）Li K, Cannon JGD, Jiang SY, et al. Diagnostic staging laparoscopy in gastric cancer treatment: A cost-effectiveness analysis. J Surg Oncol. 2018; 117: 1288-96.

11）Terashima M, Iwasaki Y, Mizusawa J, et al.; Stomach Cancer Study Group, Japan Clinical Oncology Group. Randomized phase III trial of gastrectomy with or without neoadjuvant S-1 plus cisplatin for type 4 or large type 3 gastric cancer, the short-term safety and surgical results: Japan Clinical Oncology Group Study (JCOG0501). Gastric Cancer. 2019; 22: 1044-52.

12）Ito S, Sano T, Mizusawa J, et al. A phase II study of preoperative chemotherapy with docetaxel, cisplatin, and S-1 followed by gastrectomy with D2 plus para-aortic lymph node dissection for gastric cancer with extensive lymph node metastasis: JCOG1002. Gastric Cancer. 2017; 20: 322-31.

13）Iwasaki Y, Sasako M, Yamamoto S, et al.; Gastric Cancer Surgical Study Group of Japan Clinical Oncology Group. Phase II study of preoperative chemotherapy with S-1 and cisplatin followed by gastrectomy for clinically resectable type 4 and large type 3 gastric cancers (JCOG0210). J Surg Oncol. 2013; 107: 741-5.

CQ 7

腹膜播種陽性と診断された胃癌において Conversion Surgery の適応を決定するうえで審査腹腔鏡を推奨するか？

ステートメント

腹膜播種陽性と診断された胃癌におけるがん薬物療法奏効例では，Conversion Surgery の適応を決定するうえで審査腹腔鏡を行うことを弱く推奨する。

推奨の強さ：**弱い**　エビデンスの強さ：**B**　合意率：**87％（13/15）**

解説

益 試験開腹の回避

害 侵襲的診断，コスト

　非治癒因子が腹膜播種の場合の Conversion Surgery については，他の非治癒因子の場合に比べてその有効性について議論のあるところであるが，がん薬物療法の進歩によって，その意義が示されてきている[1-7]。

　Conversion Surgery の成績については，生存期間の比較において，R0 手術が R1/2 手術より有意に良好であったとする報告が多い[3,6]。一方で，Ishigami ら[4]は Conversion Surgery の適応を CY の陰性化，播種結節の消失または縮小としているが，術後も全身腹腔内併用化学療法を継続することで，R1/2 手術においても比較的良好な成績が得られたことを報告するとともに，組織学的奏効度の重要性について指摘している。Conversion Surgery の適応を決定するうえでは，がん薬物療法に対する奏効度を把握することが重要であり，低侵襲下にかつ繰り返し施行可能な審査腹腔鏡は有用である。

　がん薬物療法施行後の審査腹腔鏡の成績についての報告は少ないが，偽陰性率は 0～20％であり[7,8]，初回審査腹腔鏡の成績とほぼ同等である。しかしながら，がん薬物療法後は，癌の変性，壊死などによる修飾によって，診断精度が低下する可能性は否定できない。Conversion Surgery における R0 手術後の再発形式としてやはり腹膜播種が多いことが報告されている[7]。現在の審査腹腔鏡の診断精度の限界を示すものかもしれない。

　以上より，腹膜播種陽性と診断された胃癌におけるがん薬物療法奏効例では，Conversion Surgery の適応を決定するうえで審査腹腔鏡を行うことを弱く推奨する。

明日への提言

　腹膜播種陽性と診断された胃癌に対する Conversion Surgery において，審査腹腔鏡検査の有無が生存期間の延長に寄与するかどうかはわかっていない。Conversion Surgery の適応を決めるうえで，その有効性を予測できる因子の確立，バイオマーカーの開発が望まれる。

検索資料・参考にした二次資料

データベース：PubMed　期間：2000-2020　keyword・件数："gastric cancer" AND "conversion surgery" Filters activated：English 47 件。

そのうち，本 CQ に関連ありと判断した文献を 8 件採用。

引用・参考文献

1) Kitayama J, Ishigami H, Yamaguchi H, et al. Salvage gastrectomy after intravenous and intraperitoneal paclitaxel (PTX) administration with oral S-1 for peritoneal dissemination of advanced gastric cancer with malignant ascites. Ann Surg Oncol. 2014; 21: 539-46.

2) Yamaguchi K, Yoshida K, Tanahashi T, et al. The long-term survival of stage IV gastric cancer patients with conversion therapy. Gastric Cancer. 2018; 21: 315-23.

3) Okabe H, Hata H, Hosogi H, et al.; Kyoto University Surgical Oncology Group (KUSOG). A Phase 2 Study of Induction Chemotherapy Using Docetaxel, Cisplatin, and S-1 for Gastric Cancer with Peritoneal Metastasis (KUGC06). Ann Surg Oncol. 2019; 26: 1779-86.

4) Ishigami H, Yamaguchi H, Yamashita H, et al. Surgery after intraperitoneal and systemic chemotherapy for gastric cancer with peritoneal metastasis or positive peritoneal cytology findings. Gastric Cancer. 2017; 20: 128-34.

5) Yasufuku I, Nunobe S, Ida S, et al. Conversion therapy for peritoneal lavage cytology-positive type 4 and large type 3 gastric cancer patients selected as candidates for R0 resection by diagnostic staging laparoscopy. Gastric Cancer. 2020; 23: 319-27.

6) Aizawa M, Nashimoto A, Yabusaki H, et al. The clinical significance of potentially curative resection for gastric cancer following the clearance of free cancer cells in the peritoneal cavity by induction chemotherapy. Surg Today. 2015; 45: 611-7.

7) Nakamura M, Ojima T, Nakamori M, et al. Conversion Surgery for Gastric Cancer with Peritoneal Metastasis Based on the Diagnosis of Second-Look Staging Laparoscopy. J Gastrointest Surg. 2019; 23: 1758-66.

8) Thiels CA, Ikoma N, Fournier K, et al. Repeat staging laparoscopy for gastric cancer after preoperative therapy. J Surg Oncol. 2018; 118: 61-7.

CQ **8**

腹膜播種を有する胃癌に対する全身化学療法を推奨するか？

ステートメント

肉眼的腹膜播種を有する胃癌に対し，全身化学療法を強く推奨する。

推奨の強さ：**強い**　エビデンスの強さ：**A**　合意率：**100%（15/15）**

解説

益 生存期間の延長，症状の緩和

害 有害事象

　進行胃癌では腹膜播種を有することが多く，海外の検討では腹膜播種は予後不良因子とされる[1]。一方，本邦の臨床試験における検討では予後不良因子とはされていない[2]。理由として本邦では CT など画像では確認できないが，審査腹腔鏡などの際に見つかる微小な腹膜播種が多いことが一因として考えられる。肉眼的腹膜播種を有する胃癌を対象とした臨床試験の報告は少ないが，単群の試験において OS は 8.4 カ月から 15.3 カ月と報告されている[3-5]。肉眼的腹膜播種を有する胃癌に対しての初めての第 III 相比較試験（JCOG0106 試験）[6]の報告では 5-FU 持続静注（ci）療法とメトトレキセート＋5-FU 療法が比較された結果，生存期間に有意な差は認められず（mOS：9.4 カ月 vs. 10.6 カ月，HR：0.94，p＝0.31），かかる対象における標準治療は 5-FUci 療法とされた。ただし本試験においては，大量腹水症例などは除外されており，いわゆる臨床試験に登録可能な腹膜播種の程度が軽い症例が多かったと考察された。肉眼的腹膜播種症例も対象に含まれた他の一次治療の第 III 相試験（JCOG9912 試験[7]，SPIRITS 試験[8]，G-SOX 試験[9]）の結果から，経口摂取が可能で大量腹水を伴わない肉眼的腹膜播種を有する胃癌についても，フッ化ピリミジン製剤とプラチナ系製剤の併用療法が第一選択である。一方，肉眼的腹膜播種症例の二次治療においては，Best available 5-FU（一時治療で用いたレジメンと異なる 5-FU レジメン）とパクリタキセル毎週投与法を比較したランダム化第 II 相試験（JCOG0407 試験）が行われた[10]。プライマリーエンドポイントの全生存期間において両者に有意な差は認めなかったが，無増悪生存期間はパクリタキセル毎週投与法が有意に良好であること，毒性はパクリタキセル毎週投与法の方が軽度であったことからパクリタキセル毎週投与法が推奨された。その後二次治療の標準治療となったラムシルマブ＋パクリタキセル併用療法のサブグループ解析においても腹膜播種の有無による交互作用がないことが報告され[11]，現在はラムシルマブ＋パクリタキセル併用療法が用いられる。また nab-パクリタキセルとパクリタキセルを比較した ABSOLUTE 試験の ad-hoc 解析の結果では，肉眼的腹膜播種を有する症例においては，nab-パクリタキセル毎週投与法においてパクリタキセル毎週投与法より優れた生存が認められた（mOS：9.9 カ月 vs. 8.7 カ月，HR：0.63，p＝0.006）。これより nab-パクリタキセルも二次治療の選択肢となり得る[12]。以上より，経口摂取が可能で大量

腹水を伴わない肉眼的腹膜転移を有する胃癌に対しては，他部位の転移を有する胃癌同様にフッ化ピリミジン製剤とプラチナ系製剤の併用療法が標準的治療を行うことを強く推奨する。

明日への提言

胃癌における化学療法の最近の進歩は著しく，有効な薬剤が数多く出現してきているが，肉眼的腹膜播種症例への効果は一般に限定的であり，さらなる治療開発が求められる。

検索資料・参考にした二次資料

データベース：PubMed　期間：2000-2020　keyword・件数：gastric cancer, peritoneal metastasis, chemotherapy, not intraperitoneal chemotherapy　784件　Filters activated：Clinical Trial, Meta-analysis, Randomized controlled trial, English.　74件　そのうち本CQに関連ありと判断されたのは6件。文献1，2は背景因子として文献7-9，11は担当者判断で追加した。

引用・参考文献

1) Chau I, Norman AR, Cunningham D, et al. Multivariate prognostic factor analysis in locally advanced and metastatic esophago-gastric cancer--pooled analysis from three multicenter, randomized, controlled trials using individual patient data. J Clin Oncol. 2004; 22: 2395-403.

2) Takahari D, Boku N, Mizusawa J, et al. Determination of prognostic factors in Japanese patients with advanced gastric cancer using the data from a randomized controlled trial, Japan clinical oncology group 9912. Oncologist. 2014; 19: 358-66.

3) Kitamura Y, Hayashi K, Sasagawa T, et al. Pilot study of S-1 in patients with disseminated gastric cancer. Drugs Exp Clin Res. 2003; 29: 125-30.

4) Oh SY, Kwon HC, Lee S, et al. A Phase II study of oxaliplatin with low-dose leucovorin and bolus and continuous infusion 5-fluorouracil (modified FOLFOX-4) for gastric cancer patients with malignant ascites. Jpn J Clin Oncol. 2007; 37: 930-5.

5) Shigeyasu K, Kagawa S, Uno F, et al. Multicenter phase II study of S-1 and docetaxel combination chemotherapy for advanced or recurrent gastric cancer patients with peritoneal dissemination. Cancer Chemother Pharmacol. 2013; 71: 937-43.

6) Shirao K, Boku N, Yamada Y, et al.; Gastrointestinal Oncology Study Group of the Japan Clinical Oncology Group. Randomized Phase III study of 5-fluorouracil continuous infusion vs. sequential methotrexate and 5-fluorouracil therapy in far advanced gastric cancer with peritoneal metastasis (JCOG0106). Jpn J Clin Oncol. 2013; 43: 972-80.

7) Boku N, Yamamoto S, Fukuda H, et al.; Gastrointestinal Oncology Study Group of the Japan Clinical Oncology Group. Fluorouracil versus combination of irinotecan plus cisplatin versus S-1 in metastatic gastric cancer: a randomised phase 3 study. Lancet Oncol. 2009; 10: 1063-9.

8) Koizumi W, Narahara H, Hara T, et al. S-1 plus cisplatin versus S-1 alone for first-line treatment of advanced gastric cancer (SPIRITS trial): a phase III trial. Lancet Oncol. 2008; 9: 215-21.

9) Yamada Y, Higuchi K, Nishikawa K, et al. Phase III study comparing oxaliplatin plus S-1 with cisplatin plus S-1 in chemotherapy-naïve patients with advanced gastric cancer. Ann Oncol. 2015; 26: 141-8.

10) Nishina T, Boku N, Gotoh M, et al; Gastrointestinal Oncology Study Group of the Japan Clinical Oncology Group. Randomized phase II study of second-line chemotherapy with the best available 5-fluorouracil regimen versus weekly administration of paclitaxel in far advanced gastric cancer with severe peritoneal metastases refractory to 5-fluorouracil-containing regimens (JCOG0407). Gastric Cancer. 2016; 19: 902-10.

11) Wilke H, Muro K, Van Cutsem E, et al. Ramucirumab plus paclitaxel versus placebo plus paclitaxel in

patients with previously treated advanced gastric or gastro-oesophageal junction adenocarcinoma (RAINBOW): a double-blind, randomised phase 3 trial. Lancet Oncol. 2014; 15: 1224-35.

12) Takashima A, Shitara K, Fujitani K, et al. Peritoneal metastasis as a predictive factor for nab-pacli-taxel in patients with pretreated advanced gastric cancer: an exploratory analysis of the phase III ABSOLUTE trial. Gastric Cancer. 2019; 22: 155-63.

CQ 9

高度腹膜転移による経口摂取不能または大量腹水を伴う胃癌に対して化学療法を推奨するか？

ステートメント

高度腹膜転移による経口摂取不能または大量腹水を伴う胃癌では，全身状態を慎重に評価したうえでがん薬物療法を行うことを弱く推奨する。

推奨の強さ：**弱い**　エビデンスの強さ：**B**　合意率：**100%（15/15）**

解説

益 生存期間の延長，症状の緩和
害 有害事象，治療関連死亡

　高度腹膜転移による経口摂取不能または大量腹水を伴う胃癌では，全身状態の悪化を伴うことが少なくないため，がん薬物療法の適応を慎重に検討する必要がある。切除不能進行・再発胃癌における一次化学療法の標準治療はフッ化ピリミジン製剤とプラチナ系製剤の併用療法であるが，かかる対象においては耐用不可であることが少なくない。CQ8で解説したJCOG0106試験[1]からは肉眼的腹膜播種を有する胃癌における標準治療は5-FU ci療法とされたが，毎回入院が必要であることなどから，実臨床においては5-FU/LV療法がその代替として用いられることが多かった。高度腹膜転移による経口摂取不能または大量腹水を伴う胃癌症例に対し5-FU/LV療法を行うことにより27%に経口摂取の改善を認めたことが報告されている[2]。さらに5-FU/LVにパクリタキセル毎週投与法を加えたFLTAX療法が開発され，高度腹膜転移による経口摂取不能または大量腹水を伴う胃癌症例において，腹水に対する効果を44%に認めたと報告された[3]。この結果を受けて，5-FU/LV療法を対照群，FLTAX療法を試験群とした比較第II/III相臨床試験が本邦で行われた（JCOG1108/WJOG7312G試験）[4]。FLTAX療法は5-FU/LVに対しOSにおいて優越性を示せなかった（mOS：7.3カ月 vs. 6.1カ月，HR：0.79，p=0.1445）がPFS（mPFS：5.4カ月 vs. 1.9カ月，HR：0.64，p=0.029）やQOLは優れていた。ただし，PSが2で経口摂取不能かつ大量腹水を有する症例は両群において早期死亡が多く報告され，途中から不適格に変更されている。

　これらの試験結果より高度腹膜転移による経口摂取不能または大量腹水を伴う胃癌においても，生存期間の延長や症状の改善につながる可能性があるためがん薬物療法を行うことを弱く推奨する。ただし，PS不良例に対してはがん薬物療法を行うことは推奨されない。

　FOLFOX療法は内服薬を含まないため，経口摂取不能症例においても使用可能であり，有効性を示唆する報告が複数見られる[5-7]が，現時点では推奨されるレジメンではない。最近，高度腹膜転移による経口摂取不能または大量腹水を伴う胃癌を対象にした第II相試験

が行われている（WJOG10517G）[8]。

明日への提言

高度腹膜転移による経口摂取不能または大量腹水を伴う胃癌では，PS不良例が多く，通常のがん薬物療法では限界がある。FOLFOX療法の導入がかかる対象の光明となるか。さらに，腹腔内投与など新たなアプローチにも期待がかかる。

検索資料・参考にした二次資料

データベース：PubMed　期間：2000-2020　keyword・件数：gastric cancer, peritoneal metastasis, chemotherapy, not intraperitoneal chemotherapy　784件　Filters activated：Clinical Trial, Meta-analysis, Randomized controlled trial, English.　74件。
そのうち本CQに関連ありと判断されたのは4件。文献5-7は担当者判断で追加した。

引用・参考文献

1) Shirao K, Boku N, Yamada Y, et al.; Gastrointestinal Oncology Study Group of the Japan Clinical Oncology Group. Randomized Phase III study of 5-fluorouracil continuous infusion vs. sequential methotrexate and 5-fluorouracil therapy in far advanced gastric cancer with peritoneal metastasis (JCOG0106). Jpn J Clin Oncol. 2013; 43: 972-80.
2) Hara H, Kadowaki S, Asayama M, et al. First-line bolus 5-fluorouracil plus leucovorin for peritoneally disseminated gastric cancer with massive ascites or inadequate oral intake. Int J Clin Oncol. 2018; 23: 275-80.
3) Iwasa S, Goto M, Yasui H, et al. Multicenter feasibility study of combination therapy with fluorouracil, leucovorin and paclitaxel (FLTAX) for peritoneal disseminated gastric cancer with massive ascites or inadequate oral intake. Jpn J Clin Oncol. 2012; 42: 787-93.
4) Nakajima TE, Yamaguchi K, Boku N, et al. Randomized phase II/III study of 5-fluorouracil/l-leucovorin versus 5-fluorouracil/l-leucovorin plus paclitaxel administered to patients with severe peritoneal metastases of gastric cancer (JCOG1108/WJOG7312G). Gastric Cancer. 2020; 23: 677-88.
5) Masuishi T, Kadowaki S, Kondo M, et al. FOLFOX as First-line Therapy for Gastric Cancer with Severe Peritoneal Metastasis. Anticancer Res. 2017; 37: 7037-42.
6) Osumi H, Takahari D, Chin K, et al. Modified FOLFOX6 as a first-line treatment for patients with advanced gastric cancer with massive ascites or inadequate oral intake. Onco Targets Ther. 2018; 11: 8301-8.
7) Oh SY, Kwon HC, Lee S, et al. A Phase II study of oxaliplatin with low-dose leucovorin and bolus and continuous infusion 5-fluorouracil (modified FOLFOX-4) for gastric cancer patients with malignant ascites. Jpn J Clin Oncol. 2007; 37: 930-5.
8) Masuishi T, Nakajima TE, Yamazaki K, et al. WJOG10517G: a multicenter Phase II study of mFOLFOX6 in gastric cancer patients with severe peritoneal metastases. Future Oncol. 2020; 16: 1417-24.

2章 胃癌

CQ 10

肉眼的腹膜播種を有する胃癌に対して腹腔内化学療法を推奨するか？

ステートメント

肉眼的腹膜播種を有する胃癌に対して腹腔内化学療法を行うことを提案する。ただし，本治療は現時点で保険適用外であるため，臨床試験ないし自費診療で行う必要がある。

推奨の強さ：**弱い**　エビデンスの強さ：**B**　合意率：**87%（13/15）**

解説

益 腹膜播種の制御，生存期間の延長
害 有害事象，腹腔ポート関連合併症

　広義の腹腔内化学療法には，主に欧米で実施されてきた腹腔内温熱化学療法（hyperthermic intraperitoneal chemotherapy：HIPEC）や最近開発された腹腔内加圧エアロゾル化学療法（pressurized intraperitoneal aerosol chemotherapy：PIPAC）が含まれるが，本 CQ では温熱や圧力を加えない腹腔内化学療法について検討した。

　腹膜播種を有する胃癌に対して，以前はマイトマイシン C やシスプラチンなどの腹腔内投与が試みられたが，有効性を確認するには至らず，最近はタキサン系抗がん剤（パクリタキセル，ドセタキセル）腹腔内投与と全身化学療法の併用療法の開発が行われている。

　S-1＋パクリタキセル経静脈・腹腔内併用療法（IP 療法）を S-1＋シスプラチン併用療法（SP 療法）と比較する第Ⅲ相試験（PHOENIX-GC 試験）において，主解析では全生存期間における統計学的優越性は検証されなかった（p＝0.080, HR 0.72［95% CI 0.49-1.04］）。しかし，両群間における腹水量の偏りを調整した感度解析の結果（HR 0.56［95% CI 0.39-0.87］，p＝0.008）や主解析の 1 年後における 3 年全生存割合（IP 群 21.9%［95% CI 14.9-29.9%］，SP 群 6.0%［95% CI 1.6-14.9%］）などからは，パクリタキセル腹腔内投与の臨床的な有用性が示唆された[2]。さらに，最近の米国臨床腫瘍学会において，パクリタキセル腹腔内投与の有効性を示唆する第Ⅲ相試験および無作為化比較第Ⅱ相試験の結果が報告されている[12, 14, 15]。また，多くの全身・腹腔内投与併用化学療法の第Ⅱ相試験において，1 年全生存割合 60-82% と良好な治療成績が報告されている[1, 3-11, 13]。安全性に関しては，これまでに報告されたすべての臨床試験において，全身・腹腔内投与併用化学療法の忍容性が確認されている[1-15]。腹腔内投与に関連した有害事象としては，131 例の検討において，カテーテル閉塞（8%），腹腔ポート感染（7%），ポート周囲皮下への逆流（3%）などの腹腔ポート関連合併症が報告されており[16]，腹腔ポートの管理に経験と注意が必要である。

　以上より，未だ有効性の検証には至っていないものの，全身・腹腔内投与併用化学療法は，遠隔転移を伴う胃癌に対する推奨治療である全身化学療法と比べて少なくとも同等，ないしはそれ以上の有効性を有する可能性があることが示唆され，腹膜播種を伴う胃癌に対して考慮しうる治療法の一つであると考えられる。ただし，2021 年 3 月時点において，

パクリタキセル腹腔内投与は保険診療としては実施できないため，自費診療となる場合には相当の費用負担が必要になることに注意が必要である。

明日への提言

　現在，国内外で胃癌に対するパクリタキセル腹腔内投与の臨床試験が実施されている。適切にデザインされた質の高い臨床試験により，腹腔内投与の有用性がより明らかになることが期待される。

検索資料・参考にした二次資料

　データベース：PubMed　期間：2000-2020　keyword・件数：gastric cancer, peritoneal metastasis, intraperitoneal chemotherapy, NOT HIPEC, NOT PIPAC　結果210件, filter　Clinical Trial, Meta-Analysis, Randomized Controlled Trial, Systematic Review, English　結果28件。

　本CQに関連ありと判断されたものは，P1胃癌を対象とする臨床試験の論文6件。担当者判断で文献7，8，16，さらにASCO Meeting Library（2011-2020）からの抄録9-15を追加した。9-16 keyword；gastric cancer, peritoneal metastasis, intraperitoneal chemotherapy, NOT HIPEC, NOT PIPAC　結果37件。本CQに関連ありと判断されたものは，P1胃癌を対象とする臨床試験の抄録5件（PubMedとの重複は除外）。担当者判断で文献14，15を追加した（計7件）。

引用・参考文献

1) Shinkai M, Imano M, Chiba Y, et al. Intraperitoneal and Systemic Chemotherapy for Patients with Gastric Cancer with Peritoneal Metastasis: A Phase II Trial. Anticancer Res. 2018; 38: 5975-81.
2) Ishigami H, Fujiwara Y, Fukushima R, et al. Phase III Trial Comparing Intraperitoneal and Intravenous Paclitaxel Plus S-1 Versus Cisplatin Plus S-1 in Patients With Gastric Cancer With Peritoneal Metastasis: PHOENIX-GC Trial. J Clin Oncol. 2018; 36: 1922-9.
3) Cho H, Ryu MH, Kim KP, et al. Phase I/II study of a combination of capecitabine, cisplatin, and intraperitoneal docetaxel (XP ID) in advanced gastric cancer patients with peritoneal metastasis. Gastric Cancer. 2017; 20: 970-7.
4) Yamaguchi H, Kitayama J, Ishigami H, et al. A phase 2 trial of intravenous and intraperitoneal paclitaxel combined with S-1 for treatment of gastric cancer with macroscopic peritoneal metastasis. Cancer. 2013; 119: 3354-8.
5) Imano M, Yasuda A, Itoh T, et al. Phase II study of single intraperitoneal chemotherapy followed by systemic chemotherapy for gastric cancer with peritoneal metastasis. J Gastrointest Surg. 2012; 16: 2190-6.
6) Ishigami H, Kitayama J, Kaisaki S, et al. Phase II study of weekly intravenous and intraperitoneal paclitaxel combined with S-1 for advanced gastric cancer with peritoneal metastasis. Ann Oncol. 2010; 21: 67-70.
7) Fushida S, Kinoshita J, Kaji M, et al.; Society for Study of Peritoneal Carcinomatosis in Gastric Cancer. Phase I/II study of intraperitoneal docetaxel plus S-1 for the gastric cancer patients with peritoneal carcinomatosis. Cancer Chemother Pharmacol. 2013; 71: 1265-72.
8) Fujiwara Y, Takiguchi S, Nakajima K, et al. Intraperitoneal docetaxel combined with S-1 for advanced gastric cancer with peritoneal dissemination. J Surg Oncol. 2012; 105: 38-42.
9) Kobayashi D, Fukushima R, Ota M, et al.; Japan Intraperitoneal Chemotherapy Study Group (JIPG). Phase II study of intraperitoneal paclitaxel combined with S-1 plus cisplatin for gastric cancer with

peritoneal metastasis: SP + IP PTX trial. J Clin Oncol. 2020; 38 (suppl; abstr 4529).

10) Chan DYS, Syn N, Neogh CT, et al. Extended outcomes of intraperitoneal and systemic chemotherapy for gastric cancer with peritoneal metastases. J Clin Oncol. 2018; 36: 125.

11) Fukushima R, Ishigami H, Miwa H, et al.; Japan Intraperitoneal Chemotherapy Study Group (JIPG) . Phase II study of intraperitoneal docetaxel plus capecitabine/cisplatin for gastric cancer with peritoneal metastasis: XP+IP DOC trial. J Clin Oncol. 2017; 35 (suppl; abstr 4039).

12) Yang Y, Wei J, Du J, et al. Phase III study of individualized intraperitoneal/intravenous/oral chemotherapy compared with standard intravenous/oral chemotherapy in patients with advanced gastric cancer. J Clin Oncol. 2017; 35: 4021.

13) Fujiwara Y, Ishigami H, Miwa H, et al. Phase II study of intraperitoneal paclitaxel plus S-1/oxaliplatin for gastric cancer with peritoneal metastasis: SOX+IP PTX trial. J Clin Oncol. 2016; 34: 4040.

14) Lin R, Li H, Chen Y, et al. FOLFOX versus POF (Paclitaxel plus FOLFOX) versus IP PAC (Intraperitoneal Paclitaxel plus FOLFOX) as a first-line treatment in advanced gastric cancer (AGC): A multi-center, randomized phase II trial, FNF-004 trial. J Clin Oncol. 2019; 37: 6.

15) Lin R, Chen Y, Zhu J, et al. POF (paclitaxel plus FOLFOX) versus IP PAC (intraperitoneal paclitaxel plus FOLFOX) versus FOLFOX as a first-line treatment in advanced gastric cancer (AGC): Update from a multicenter, randomized phase II trial, FNF-004 trial. J Clin Oncol. 2019; 37: 4035.

16) Emoto S, Ishigami H, Hidemura A, et al. Complications and management of an implanted intraperitoneal access port system for intraperitoneal chemotherapy for gastric cancer with peritoneal metastasis. Jpn J Clin Oncol. 2012; 42: 1013-9.

CQ **11**

腹膜播種を有する胃癌に対して三次治療で免疫チェックポイント阻害剤の全身投与を推奨するか？

ステートメント

腹膜播種を有する胃癌に対して免疫チェックポイント阻害剤の全身投与を推奨する。

推奨の強さ：**弱い**　エビデンスの強さ：**B**　合意率：**93%（14/15）**

解説

益 生存期間の延長，症状の緩和
害 有害事象，治療関連死亡

　腹膜播種を有する切除不能進行・再発胃癌に限定した免疫チェックポイント阻害剤の臨床試験はないものの，2レジメン以上の治療歴を有する切除不能進行・再発胃癌を対象としてニボルマブのプラセボに対する全生存期間における優越性を検証する第Ⅲ相試験（ATTRACTION-02）の結果，ニボルマブの生存延長効果（MST：5.26カ月 vs. 4.14カ月，HR 0.63, 95% CI 0.51-0.78）が示されている[1]。本試験のサブグループ解析における転移部位は治療開始前ではなく，初回診断時のものであることに留意する必要があるが，腹膜播種の有無による交互作用は認めず，腹膜播種を有するサブグループにおいても生存延長効果（MST：3.65カ月 vs. 3.12カ月，HR 0.74，95% CI 0.48-1.15）が示唆されている。グレード3以上の治療関連有害事象（10% vs. 4%）および治療関連死亡（2% vs. 1%）においてニボルマブで高頻度であったものの，治療中止の原因となった有害事象（3% vs. 2%）は低頻度であり，忍容性は良好であった。また，日本人サブ解析（試験全体493例のうち，日本人226例）の結果，腹膜播種を有するサブグループは全体に予後不良であるものの一貫して生存延長効果（MST：3.40カ月 vs. 1.69カ月，HR 0.25，95% CI 0.12-0.53）が示唆されている[2]。本試験の対象は全身状態良好（PS 0もしくは1）かつドレナージなどの治療を要する腹水貯留がないことに留意する必要はあるが，腹膜播種の有無によらず一貫した有効性が示されている。また，ニボルマブを投与した切除不能進行・再発胃癌を low ascites burden（LAB：腹水なしもしくは軽度腹水）群50例と high ascites burden（HAB：中等度もしくは高度腹水）群22例に分類し比較した後方視的検討の結果，Grade 3以上の有害事象はLAB群で1例認めるのみで忍容性良好であり，奏効割合はそれぞれ16%（43例中7例）と8%（12例中1例），生存期間中央値は5.3カ月と2.5カ月であった。HAB群は全体として予後不良であるものの，腹水の減少もしくは消失を認めた6例（27%）の生存期間中央値は9.7カ月と良好な予後が得られている[3]。一方，治療歴を有する症例を対象としたトリフルリジン・チピラシルの第Ⅲ相試験（TAGS）においてプラセボに対する生存延長効果（MST：5.7カ月 vs. 3.6カ月，HR 0.69, 95% CI 0.56-0.85）が示されており，トリフルリジン・チピラシルも三次治療以降の治療選択肢とされている[4]。腹膜播種を有す

る症例に対し，いずれの薬剤が適切かに関してはエビデンスが乏しく，今後の臨床的課題である。同じく三次治療以降の治療選択薬とされているイリノテカンは，腸管狭窄がある場合は使用しにくい[5]。以上より，腹膜播種を有する胃癌に対して免疫チェックポイント阻害剤は三次治療以降における全身化学治療として弱く推奨する。

明日への提言

　全身化学療法としての免疫チェックポイント阻害剤の臨床開発は腹膜播種の有無にかかわらず切除不能進行・再発例を対象に行われるべきである。一方でPS不良例やドレナージを要する腹水を有する高度腹膜播種例に対する免疫チェックポイント阻害剤の臨床的意義は不明であり，今後の検討課題である。

検索資料・参考にした二次資料

　データベース：PubMed　期間：2000-2020　keyword・件数：gastric cancer AND（nivolumab OR pembrolizumab OR avelumab OR ipilimumab）242件，Filters activated：Clinical Trial，Meta-analysis，Randomized controlled trial，Systematic reviews，English．34件。

　そのうち本CQに関連ありと判断されたのは2件，担当者判断で文献3-5を追加した。

引用・参考文献

1) Kang YK, Boku N, Satoh T, et al. Nivolumab in patients with advanced gastric or gastro-oesophageal junction cancer refractory to, or intolerant of, at least two previous chemotherapy regimens (ONO-4538-12, ATTRACTION-2): a randomised, double-blind, placebo-controlled, phase 3 trial. Lancet 2017; 390: 2461-71.

2) Kato K, Satoh T, Muro K, et al. A subanalysis of Japanese patients in a randomized, double-blind, placebo-controlled, phase 3 trial of nivolumab for patients with advanced gastric or gastro-esophageal junction cancer refractory to, or intolerant of, at least two previous chemotherapy regimens (ONO-4538-12, ATTRACTION-2). Gastric Cancer 2019; 22: 344-54.

3) Suzuki H, Takeshi Yamada T, Sugaya A, et al. Retrospective analysis for the efficacy and safety of nivolumab in advanced gastric cancer patients according to ascites burden. Int J Clin Oncol. 2021; 26: 370-7.

4) Shitara K, Doi T, Dvorkin M, et al. Trifluridine/tipiracil versus placebo in patients with heavily pre-treated metastatic gastric cancer (TAGS): a randomised, double-blind, placebo-controlled, phase 3 trial. Lancet Oncol 2018; 19: 1437-48.

5) Hironaka S, Ueda S, Yasui H, et al. Randomized, open-label, phase III study comparing irinotecan with paclitaxel in patients with advanced gastric cancer without severe peritoneal metastasis after failure of prior combination chemotherapy using fluoropyrimidine plus platinum: WJOG 4007 trial. J Clin Oncol 2013; 31: 4438-44.

CQ 12

腹膜播種を有する胃癌に対して腹腔内温熱化学療法（HIPEC）を推奨するか？

ステートメント

腹膜播種を有する胃癌に対する HIPEC の有効性を示唆する報告はあるが，全身化学療法との比較がなく，推奨なしとする。

推奨なし　エビデンスの強さ：C　合意率：87%（13/15）

解説

益 生存期間の延長
害 合併症の増加，治療関連死

　HIPEC は温熱感受性をもつシスプラチンなどのプラチナ系薬剤やマイトマイシン C 入りの生食で腹腔内を 42-43℃ に加温するが，薬剤や時間などは施設により異なる。本治療は海外では広く行われているが，わが国では保険収載されていないこととその特殊性から施行している施設が極めて少なく，今後も一般的な普及は難しいことに注意する必要がある。また，単独で行われることは少なく，通常は CRS（cytoreductive surgery）とともに行われる。

　単施設での後方的解析研究であるが，術前腹腔内投与と全身化学療法を行ったうえで CRS＋HIPEC を施行した 152 例の成績は 1 年生存率 66%，5 年生存率 10.7%，MST：15.8 カ月，術後合併症 23.6%，治療関連死 3.9% であり，peritoneal cancer index（PCI）6 以下が独立予後因子であったと Yonemura らのグループから報告されている[1]。ドイツのグループの登録データでは CRS＋HIPEC を施行した 235 例の成績は 5 年生存率 6%，生存期間中央値 13 カ月，Clavien-Dindo grade3-4 の術後合併症 17%，治療関連死 5.1% であった[2]。彼らも PCI 6 以下が最も予後が良好で，12 より大きい症例には推奨しないとしている。HIPEC の有効性を評価するには CRS 単独と CRS＋HIPEC を比較する必要があり，フランスから前向きのデータベースによる研究である CYTO-CHIP 試験が報告され，CRS＋HIPEC 群（180 例）の方が CRS 単独群（97 例）比べて PCI（peritoneal cancer index）の中央値が高いにもかかわらず（6 vs. 2），全生存期間は有意に延長した（18.8 カ月 vs. 12.1 カ月，5 年生存率 19.87% vs. 6.48%，p＝0.005）[3]。またこの試験では術後合併症や治療関連死も両群で変わらないとされている。サブグループ解析では PCI 6 以下で CRS＋HIPEC 群が有意に予後良好で，13 以上では長期生存は望めないとされている。ベルギーからも CRS＋HIPEC を行った場合，播種巣が 4 領域以上でも小腸には認めない PCI 12 以下の症例は生存期間中央値が 24.7 カ月と予後が良好と報告されている[4]。中国の単施設での第Ⅲ相試験では，CRS＋HIPEC 群（34 例）の方が CRS 単独群（34 例）比べて，生存期間は有意に延長し（中央値 11.0 カ月 vs. 6.5 カ月，p＝0.046），合併症には有意な差がなかった（14.7% vs. 11.7%，p＝0.839）[5]。このように PCI が比較的小さいと CRS＋HIPEC の予後は良好

で，合併症の増加も認容内であるという報告はあるが，単施設での研究やデータベースによる研究のみであり，多施設共同第Ⅲ相試験（NCT03348150 など）は現在進行中である[6]。

また，HIPEC は開腹して行うために複数回施行することが難しいという欠点がある。これを克服する新しい方法として Laparoscopic HIPEC が報告されており，術前に複数回行うことで切除可能になった症例が 11%-25%存在し，合併症は 2.3-11%であったとされている[7, 8]。

以上より腹膜播種を伴う胃癌に対して HIPEC を行うことは予後が改善するという報告はあるが全身化学療法との比較試験がなく，科学的根拠が不足しており，非常に特殊な治療であるため推奨なしとする。

◤ 明日への提言

標準治療（全身化学療法）との比較試験により，HIPEC の併用による上乗せ効果を検証すべきと考えられる。Conversion surgery 症例で HIPEC の併用による上乗せ効果についても検討が必要である。

◤ 検索資料・参考にした二次資料

データベース：PubMed　期間：2000-2020　keyword・件数：gastric cancer,（HIPEC or CHPP）,（peritoneal metastasis or peritoneal carcinomatosis or peritoneal dissemination）　Filter activated：English, human　250 件。

このうち CQ12 と関連したもの 8 件を選んだ。

引用・参考文献

1）Canbay E, Mizumoto A, Ichinose M, Ishibashi H, Sako S, Hirano M, Takao N, Yonemura Y, et al. Outcome data of patients with peritoneal carcinomatosis from gastric origin treated by a strategy of bidirectional chemotherapy prior to cytoreductive surgery and hyperthermic intraperitoneal chemotherapy in a single specialized center in Japan. Ann Surg Oncol. 2014; 21: 1147-52.

2）Rau B, Brandl A, Piso P, et al.; Peritoneum Surface Oncology Group and members of the StuDoQ|Peritoneum Registry of the German Society for General and Visceral Surgery (DGAV). Peritoneal metastasis in gastric cancer: results from the German database. Gastric Cancer. 2020; 23: 11-22.

3）Bonnot PE, Piessen G, Kepenekian V, et al; FREGAT and BIG-RENAPE Networks. Cytoreductive Surgery With or Without Hyperthermic Intraperitoneal Chemotherapy for Gastric Cancer With Peritoneal Metastases (CYTO-CHIP study): A Propensity Score Analysis. J Clin Oncol. 2019; 37: 2028-40.

4）Topal B, Demey K, Topal H, et al. Cytoreductive surgery and Hyperthermic intra-operative peritoneal chemotherapy with Cisplatin for gastric peritoneal Carcinomatosis Monocentric phase-2 nonrandomized prospective clinical trial. BMC Cancer. 2017; 17: 771.

5）Yang XJ, Huang CQ, Suo T, et al. Cytoreductive surgery and hyperthermic intraperitoneal chemotherapy improves survival of patients with peritoneal carcinomatosis from gastric cancer: final results of a phase III randomized clinical trial. Ann Surg Oncol. 2011; 18: 1575-81.

6）Koemans WJ, van der Kaaij RT, Boot H, et al. Cytoreductive surgery and hyperthermic intraperitoneal chemotherapy versus palliative systemic chemotherapy in stomach cancer patients with peritoneal dissemination, the study protocol of a multicentre randomised controlled trial (PERISCOPE II). BMC Cancer. 2019; 19: 420.

7）Badgwell B, Blum M, Das P, et al. Phase II Trial of Laparoscopic Hyperthermic Intraperitoneal Chemoperfusion for Peritoneal Carcinomatosis or Positive Peritoneal Cytology in Patients with Gastric Adenocarcinoma. Ann Surg Oncol. 2017; 24: 3338-44.

8) Newhook TE, Agnes A, Blum M, et al. Laparoscopic Hyperthermic Intraperitoneal Chemotherapy is Safe for Patients with Peritoneal Metastases from Gastric Cancer and May Lead to Gastrectomy. Ann Surg Oncol. 2019; 26: 1394-1400.

CQ 13

切除可能進行胃癌の根治手術時に腹膜再発の予防として腹腔内温熱化学療法 (HIPEC) を併施することを推奨するか？

ステートメント

腹膜再発の防止に HIPEC の有効性を示唆する報告はあるが，全身化学療法との比較がなく，現時点では推奨なしとする

推奨なし　エビデンスの強さ：C　合意率：80%（12/15）

解説

益 生存期間の延長
害 合併症の増加，治療関連死

　漿膜浸潤陽性胃癌は根治手術を施行した場合でも腹膜再発が多いとされている[1]。通常，漿膜浸潤陽性胃癌では根治手術後に補助化学療法を行い，腹膜再発予防を行うが，術前や術中に様々な化学療法を行うことで予防を図る試みもなされている。HIPEC が腹膜播種に対する治療であることから，切除可能胃癌の根治手術の際に HIPEC を併施することで腹膜再発が減少するかどうかを確認する研究もされている。根治手術の際に HIPEC を併施した群が根治手術のみを行った群に比べて有意に予後が良好であったという前向きあるいは後ろ向き解析報告を国内外の施設から認めているが，すべて単施設からの報告である[2-6]。メタ解析でも HIPEC 腹膜再発を予防し予後を改善するとされている[7]。現在 HIPEC を付加する効果を確認するための多施設共同第Ⅲ相試験（NCT01882933 など）が行われている[8]。ただし，術後合併症は増加しないという報告[3,5,7]もあるが，増加するという報告[2]もあり，治療関連死を認めることもあるために[5]，習熟した施設のみでしか行うべきではないと思われる。また，通常施行される術後補助化学療法との比較試験の報告もないため，科学的根拠は不十分と考えられる。その治療の特殊性から国内では極めて少ない習熟した施設のみでしか行われておらず今後も一般的な普及は難しいため推奨度なしとする。さらに本治療は保険収載されていないことにも留意が必要である。

明日への提言

　通常の補助化学療法に加えて，HIPEC を行うことで上乗せ効果があるかを検証すべきと考えられる。

検索資料・参考にした二次資料

　データベース：PubMed　期間：2000-2020　keyword・件数：gastric cancer，（HIPEC or CHPP），（peritoneal metastasis or peritoneal carcinomatosis or peritoneal dissemination）　Filter activated：English，human　250 件。

　CQ13 と関連すると判断したもの 6 件に加えて，担当者判断で本邦からの文献 1，4 を追加した。

引用・参考文献

1) Nashimoto A, Akazawa K, Isobe Y, et al. Gastric cancer treated in 2002 in Japan: 2009 annual report of the JGCA nationwide registry. Gastric Cancer. 2013; 16: 1-27.

2) Beeharry MK, Zhu ZL, Liu WT, et al. Prophylactic HIPEC withradical D2 gastrectomy improves survival and peritoneal recurrence rates for locally advanced gastric cancer: personal experience from a randomized case control study. BMC Cancer. 2019; 19: 932.

3) Reutovich MY, Krasko OV, Sukonko OG. Hyperthermic intraperitoneal chemotherapy in serosa-invasive gastric cancer patients. Eur J Surg Oncol. 2019; 45: 2405-11.

4) Fujimoto S, Takahashi M, Mutou T, et al. Successful intraperitoneal hyperthermic chemoperfusion for the prevention of postoperative peritoneal recurrence in patients with advanced gastric carcinoma. Cancer. 1999; 85: 529-34.

5) Yonemura Y, de Aretxabala X, Fujimura T, et al. Intraoperative chemohyperthermic peritoneal perfusion as an adjuvant to gastric cancer: final results of a randomized controlled study. Hepatogastroenterology. 2001; 48: 1776-82.

6) Kim JY, Bae HS. A controlled clinical study of serosa-invasive gastric carcinoma patients who underwent surgery plus intraperitoneal hyperthermo-chemo-perfusion (IHCP). Gastric Cancer. 2001; 4: 27-33.

7) Sun J, Song Y, Wang Z, et al. Benefits of hyperthermic intraperitoneal chemotherapy for patients with serosal invasion in gastric cancer: a meta-analysis of the randomized controlled trials. BMC Cancer. 2012; 12: 526.

8) Glehen O, Passot G, Villeneuve L, et al. GASTRICHIP: D2 resection and hyperthermic intraperitoneal chemotherapy in locally advanced gastric carcinoma: a randomized and multicenter phase III study. BMC Cancer. 2014; 14: 183.

2
章

胃
癌

CQ 14

P1a（胃癌取扱い規約第 15 版）に相当し根治切除可能な腹膜播種に対して リンパ節郭清を伴う R0 手術を推奨するか？

ステートメント

播種病変が胃周囲の腹膜や大網に限局し，根治切除が可能な腹膜播種に対しては，胃切除および播種巣切除と術後化学療法を施行することにより生存期間の延長が見込まれる可能性があり，行うことを弱く推奨する。

推奨の強さ：**弱い**　エビデンスの強さ：**D**　合意率：**93%**（14/15）

解説

益 治癒の可能性，生存期間の延長
害 手術侵襲，術後合併症

　REGATTA 試験では，肝転移，腹膜播種，大動脈周囲リンパ節転移の非治癒因子のうち 1 つだけを有する進行胃癌に対して減量手術としての胃切除を行うことの意義が検証されたが，減量手術の予後改善効果は認められなかった[1]。よって胃癌治療ガイドライン第 5 版で非治癒因子を有する進行胃癌に対して予後の改善を目指す減量手術を行わないことが強く推奨されている。ただし REGATTA 試験における非治癒因子としての腹膜播種は，胃癌取扱い規約第 12 版の P2/3（横行結腸より尾側の腹膜あるいは横隔膜の腹膜面に播種巣を認めるもの）を対象としており，同 P1 に相当する，「横行結腸より頭側の腹膜や大網に播種巣を認める」場合は，外科切除の対象と考えられていた。胃癌治療ガイドライン第 5 版の治療選択のアルゴリズムにおいても "軽微な P1" として，胃周囲や大網の表面などに少数個存在する結節で，胃切除術の際に容易に切除可能なもの，との付記があり腹腔洗浄細胞診陽性（CY1）と列記され，治療方針決定に際してその他の非治癒因子と区別されている。実際に，治癒切除可能な軽度の腹膜播種を伴う胃癌に対して，胃切除および播種巣切除と術後化学療法を行うことで予後延長効果が期待できる報告がある[2-6]。ただし REGATTA 試験同様，広範な腹膜播種を有する胃癌症例には胃切除による予後改善効果は認めておらず[3-6]，また胃切除単独では予後延長効果が限定的であるとの報告もあり[4]，胃切除の適応には注意が必要である。

　このような根治切除可能な軽度の腹膜播種に対して，肉眼的根治切除すべきか，切除せずに全身化学療法を行うべきかを直接比較したデータは存在しないため，肉眼的根治切除を強く推奨することはできない。ただし胃切除および播種巣切除と術後化学療法により生存期間の延長が見込まれる可能性があり，行うことを弱く推奨する。このような症例に対して，リンパ節郭清の程度による予後を比較したデータは少ないため，リンパ節郭清をどの程度行うべきか言及できないが，Stage II，III の進行胃癌において定型手術と術後補助化学療法により治癒を得る戦略に準じて考えれば，実施可能な範囲で R0 を目指す定型手

2章

胃癌

術を行ってもよいといえる。

▌明日への提言

　初めに審査腹腔鏡を行い，切除可能な腹膜播種が診断された症例において手術を行うか，化学療法を導入するかについてはさらに議論のあるところである。Stage Ⅲ の進行胃癌に対する術前補助化学療法の効果を検証する臨床試験が現在行われており，その結果も踏まえ今後の検討が必要である。

▌検索資料・参考にした二次資料

　データベース：PubMed　期間：2000-2020　keyword・件数：gastric cancer, peritoneal metastasis, gastrectomy, NOT HIPEC, NOT CRS 結果　657 件 Filter English 結果 452 件。

　本 CQ に関連ありと判断されたものは 18 件を採用した。引用文献として CQ14 は 6 件採用。

引用・参考文献

1）Fujitani K, Yang HK, Mizusawa J, et al; REGATTA study investigators. Gastrectomy plus chemotherapy versus chemotherapy alone for advanced gastric cancer with a single non-curable factor (REGATTA): a phase 3, randomised controlled trial. Lancet Oncol. 2016; 17: 309-18.

2）Yamaguchi T, Takashima A, Nagashima K, et al. Efficacy of Postoperative Chemotherapy After Resection that Leaves No Macroscopically Visible Disease of Gastric Cancer with Positive Peritoneal Lavage Cytology (CY1) or Localized Peritoneum Metastasis (P1a): A Multicenter Retrospective Study. Ann Surg Oncol. 2020; 27: 284-92.

3）Saito H, Kono Y, Murakami Y, et al. Gross Appearance and Curability Are Predictive Factors of a Better Prognosis After Gastrectomy in Gastric Cancer Patients with Metastasis to the Adjacent Peritoneum of the Stomach. Yonago Acta Med. 2017; 60: 174-8.

4）Nie RC, Chen S, Yuan SQ, et al. Significant role of palliative gastrectomy in selective gastric cancer patients with peritoneal dissemination: A propensity score matching analysis. Ann Surg Oncol. 2016; 23: 3956-63.

5）Yang K, Liu K, Zhang WH, et al. The Value of Palliative Gastrectomy for Gastric Cancer Patients With Intraoperatively Proven Peritoneal Seeding. Medicine (Baltimore). 2015; 94: e1051.

6）Hioki M, Gotohda N, Konishi M, et al. Predictive factors improving survival after gastrectomy in gastric cancer patients with peritoneal carcinomatosis. World J Surg. 2010; 34: 555-62.

CQ 16

腹膜播種を有する胃癌に対して化学療法奏効後に根治を目的とした胃切除術を行った場合，術後治療を推奨するか？

ステートメント

腹膜播種を有する胃癌に対して化学療法奏効後に根治を目的とした胃切除術を施行した後の術後治療は，術前治療の奏効の程度に応じて実施可能な範囲で行うことを強く推奨する。

推奨の強さ：**強い** エビデンスの強さ：**C** 合意率：**73%（11/15）**

解説

益 生存期間の延長
害 化学療法の有害事象

　Stage IV 胃癌に対して，化学療法による遠隔転移巣の消退を確認した後に，胃原発巣を切除した場合の術後治療について検証した報告はない。遠隔転移が腹膜播種の場合も同様であるが，腹膜播種を有する胃癌に対して，化学療法奏効後に胃切除術を施行して術前治療に準じた術後治療を行い予後延長が得られた報告がある[1]。また，Stage IV 胃癌の R0 切除症例に対して術後化学療法により生存期間が延長したと報告されている[2,3]。肉眼的腹膜播種陰性かつ腹腔洗浄細胞診陽性（Stage IV）や切除可能な限局した腹膜播種（P1a）を対象に肉眼的根治切除と術後化学療法により 23～27％程度の 5 年生存率が報告されている[4,5]。また，軽度の腹膜播種を伴う胃癌に胃切除と術後化学療法を行うことで予後延長効果が得られたという報告もある[6]。

　以上より，腹膜播種を有する胃癌に対して化学療法奏効後に根治を目的とした胃切除術を行った場合でも，微小腹膜病変の遺残は否定できないため，術後治療を行うことの有用性が強く推測され，術後治療を付加することを強く推奨する。術後治療の内容を検証したデータはないため，レジメンや治療期間について規定できないが，奏効した術前治療を参考に実施可能な内容および治療期間で施行することが推奨される。ただしそのエビデンスは少なく，かつ今後も比較試験のデータなどが得られる可能性は低いため，対象となる患者には，術後治療の目的，内容，根拠および治療効果の限界，見通しについて十分に説明する必要がある。

明日への提言

　術後治療のレジメンや至適治療期間について根拠のあるデータはなく，今後の検討が必要である。

検索資料・参考にした二次資料

　データベース：PubMed　期間：2000-2020　keyword・件数：gastric cancer, peritoneal metastasis, gastrectomy, NOT HIPEC, NOT CRS 結果　657 件 Filter English 結果 452 件。本 CQ に関連ありと判断されたものは 18 件，うち 3 件を引用した。文献 2-4 は担当者判断で追加した。

引用・参考文献

1) Kitayama J, Ishigami H, Yamaguchi H, et al. Salvage gastrectomy after intravenous and intraperitoneal paclitaxel (PTX) administration with oral S-1 for peritoneal dissemination of advanced gastric cancer with malignant ascites. Ann Surg Oncol. 2014; 21: 539-46.

2) Tiberio GAM, Ministrini S, Gardini A, et al.; Italian Research Group for Gastric Cancer. Factors influencing survival after hepatectomy for metastases from gastric cancer. Eur J Surg Oncol. 2016; 42: 1229-35.

3) Qiu JL, Deng MG, Li W, et al. Hepatic resection for synchronous hepatic metastasis from gastric cancer. Eur J Surg Oncol. 2013; 39: 694-700.

4) Kodera Y, Ito S, Mochizuki Y, et al. Long-term follow up of patients who were positive for peritoneal lavage cytology: final report from the CCOG0301 study. Gastric Cancer. 2012; 15: 335-7.

5) Yamaguchi T, Takashima A, Nagashima K, et al. Efficacy of postoperative chemotherapy after resection that leaves no macroscopically visible disease of gastric cancer with positive peritoneal lavage cytology (CY1) or localized peritoneum metastasis (P1a): A multicenter retrospective study. Ann Surg Oncol. 2020; 27: 284-92.

6) Nie RC, Chen S, Yuan SQ, et al. Significant role of palliative gastrectomy in selective gastric cancer patients with peritoneal dissemination: A propensity score matching analysis. Ann Surg Oncol. 2016; 23: 3956-63.

CQ 17

肉眼的腹膜播種を有する胃癌に対して肉眼的 R0 手術を目指した腹膜全摘術（Total peritonectomy）を推奨するか？

ステートメント

肉眼的遺残を認めない cytoreductive surgery に HIPEC を併用した症例で生存期間の延長が見込まれる可能性があるが，手術手技および術後管理に習熟している施設以外では行わないことを強く推奨する。

推奨の強さ：**強い** エビデンスの強さ：**C** 合意率：**87%（13/15）**

解説

益 生存期間の延長
害 高い合併症発生率

　腹膜全摘術（Total peritonectomy）は，complete cytoreductive surgery として偽粘液腫，腹膜中皮腫および結腸直腸癌の腹膜播種に対する標準治療として欧米で広く行われているが，高度な技術と解剖の理解が必要である[1,2]。したがって，経験数の多い専門施設で行われるべきであり，合併症発生率を下げるには，180 例以上の経験が必要との報告もある[3]。また，手術単独での長期生存は得られないため，化学療法との併用が必須である。腹膜全摘術を積極的に行っているグループでは腹膜全摘術を行った後，術中に温熱化学療法（hyperthermic intraperitoneal chemotherapy：HIPEC）を併用する。抗がん剤としてマイトマイシン（＋シスプラチン），オキサリプラチン，ドキソルビシンが多く用いられる[3]。Glehen らの 159 例の検討によれば，R0 手術が可能であった症例では MST 15 カ月，1，3，5 年生存率はそれぞれ 61%，30%，23% と報告されているが，R0 手術が達成されたのは 85 例（53%）に過ぎなかった[4]。Yonemura らは NIPS（neoadjuvant intraperitoneal／systemic chemotherapy）と称し，DCS 療法変法と docetaxel & cisplatin 腹腔内投与を 3 コース施行の後，腹膜全摘術と HIPEC を施行。419 例中 266 例（63.5%）に R0 切除が可能であり，その MST 20.5 カ月，5 生率は 14.3% であったと報告している[5]。最近の報告では，PCI（peritoneal cancer index）が 7 以上の場合は，たとえ腹膜全摘術によって肉眼的 R0 手術が達成されても予後不良であるとの報告が多い[6-8]。したがって，開腹時（化学療法後）の PCI 低値（6 以下）の症例に対しては，腹膜全摘術に習熟した施設においてのみ生存率の延長が期待される。一般的な腹膜全摘術は壁側腹膜をすべて切除するが，化学療法後に播種の残存した部分だけ切除した場合との比較試験がないため，部分的腹膜切除の可否は不明である。以上，欧米やアジアの一部の施設で行われている腹膜全摘術（Total peritonectomy）の有用性を示唆する報告は散見されるが，標準治療と比較した報告がなく，侵襲的治療であることより，一般臨床では行わないことを強く推奨する。

明日への提言

　少数の播種に対して切除によって肉眼的 R0 切除が達成された場合と同じように，播種の存在する腹膜のみを切除する部分的ペリトネクトミーの治療成績を単アーム（P-II）でも良いので検討する価値はあると考える。

検索資料・参考にした二次資料

　データベース：PubMed　期間：2000-2020　keyword・件数：gastric cancer, peritonectomy → 65 件。

　胃癌以外の論文がかなり紛れ込んでくること，重複した内容や症例が多い集団であった。そのうち本 CQ に関連ありと判断された 8 件を採用。

引用・参考文献

1）Sugarbaker PH. Peritonectomy procedures. Ann Surg. 1995; 221: 29-42.
2）Sugarbaker PH, Yu Y, Yonemura Y. Gastrectomy, peritonectomy, and perioperative intraperitoneal chemotherapy: the evolution of treatment strategies for advanced gastric cancer. Semin Surg Oncol 2003; 21: 233-48.
3）Rau B, Brandl A, Piso P, et al.; Peritoneum Surface Oncology Group and members of the StuDoQ|Peritoneum Registry of the German Society for General and Visceral Surgery (DGAV). Peritoneal metastasis in gastric cancer: results from the German database. Gastric Cancer. 2020; 23: 11-22.
4）Glehen O, Gilly FN, Arvieux C, et al.; Association Française de Chirurgie, et al. Peritoneal carcinomatosis from gastric cancer: a multi-institutional study of 159 patients treated by cytoreductive surgery combined with perioperative intraperitoneal chemotherapy. Ann Surg Oncol. 2010; 17: 2370-7.
5）Yonemura Y, Prabhu A, Sako S, et al. Long term survival after cytoreductive surgery combined with perioperative chemotherapy in gastric cancer patients with peritoneal metastasis. Cancers (Basel) 2020; 12: 116.
6）Caro CR, Manzanedo I, Pereira F, et al. Cytoreductive surgery combined with hyperthermic intraperitoneal chemotherapy (HIPEC) in patients with gastric cancer and peritoneal carcinomatosis. Eur J Surg Oncol 2018; 44: 1805-10.
7）Manzanedo I, Pereira F, Caro CR, et al. Cytoreductive surgery and hyperthermic intraperitoneal chemotherapy (HIPEC) for gastric cancer with peritoneal carcinomatosis: multicenter study of Spanish Group of Peritoneal Oncology Surgery (GECOP). Ann Surg Oncol 2019; 26:2615-21.
8）Yarema R, Ohorchak M, Hyrya P, et al. Gastric cancer with peritoneal metastasis: efficacy of standard treatment methods. World J Gastrointest Oncol 2020; 12: 569-81.

CQ 18

化学療法によって肉眼的腹膜播種が消失した胃癌に対して腹膜全摘術（Total peritonectomy）を推奨するか？

ステートメント

化学療法によって肉眼的腹膜播種が消失した胃癌に対して，侵襲の高い腹膜全摘術（Total peritonectomy）は行わないことを強く推奨する。

推奨の強さ：**強い**　エビデンスの強さ：**C**　合意率：**93%（14/15）**

解説

益 腹膜再発率の減少
害 高い合併症発生率

腹膜全摘術（Total peritonectomy）と HIPEC を併用した1年生存率40-50%であるが[1-5]，タキサン系抗がん剤による反復腹腔内化学療法（repeated intraperitoneal chemotherapy：RIPEC）後に残存した原発巣および播種巣の合併切除により R0 切除が行われた場合の1年生存率は70%以上であると報告されている[6-10]。直接比較した臨床試験は存在しないが，腹膜全摘術による出血，縫合不全，呼吸不全など重症度の高い合併症が15-30%に発生し，手術関連死が5%前後あることを考慮すると[11-13]，播種の消失した症例に対して腹膜全摘術を行わないことを強く推奨する。

明日への提言

特になし

検索資料・参考にした二次資料

データベース：PubMed　期間：2000-2020　keyword・件数：gastric cancer, peritonectomy → 65件。

胃癌以外の論文がかなり紛れ込んでくること，重複した内容や症例が多い集団であった。そのうち本 CQ に関連ありと判断された8件を採用（ペリトネクトミーのオリジナル論文 Ann Surg 1998 追加）。比較のために，本邦を中心に行われている腹腔内化学療法＋R0手術の治療成績を5件加えた。

引用・参考文献

1) Hall JJ, Loggie BW, Shen P, et al. Cytoreductive surgery with intraperitoneal hyperthermic chemotherapy for advanced gastric cancer. J Gastrointest Surg. 2004; 8: 454-63.
2) Glehen O, Gilly FN, Arvieux C, et al.; Association Française de Chirurgieet al. Peritoneal carcinomatosis from gastric cancer: a multi-institutional study of 159 patients treated by cytoreductive surgery

combined with perioperative intraperitoneal chemotherapy. Ann Surg Oncol. 2010; 17: 2370-7.

3) Yang XJ, Huang CQ, Suo T, et al. Cytoreductive surgery and hyperthermic intraperitoneal chemotherapy improves survival of patients with peritoneal carcinomatosis from gastric cancer: final results of a phase III randomized clinical trial. Ann Surg Oncol. 2011; 18: 1575-81.

4) Magge D, Zenati M, Mavanur A, et al. Aggressive locoregional surgical therapy for gastric peritoneal carcinomatosis. Ann Surg Oncol 2014; 21: 1448-55.

5) Rudloff U, Langan RC, Mullinax JE, et al. Impact of maximal cytoreductive surgery plus regional heated intraperitoneal chemotherapy (HIPEC) on outcome of patients with peritoneal carcinomatosis of gastric origin: results of the GYMSSA trial. J Surg Oncol. 2014; 110: 275-84.

6) Ishigami H, Kitayama J, Kaisaki S, et al. Phase II study of weekly intravenous and intraperitoneal paclitaxel combined with S-1 for advanced gastric cancer with peritoneal metastasis. Ann Oncol. 2010; 21: 67-70.

7) Fujiwara Y, Takiguchi S, Nakajima K, et al. Intraperitoneal docetaxel combined with S-1 for advanced gastric cancer with peritoneal dissemination. J Surg Oncol. 2012; 105: 38-42.

8) Fushida S, Kinoshita J, Kaji M, et al. Phase I/II study of intraperitoneal docetaxel plus S-1 for the gastric cancer patients with peritoneal carcinomatosis. Cancer Chemother Pharmacol 2013; 71: 1265-72.

9) Ishigami H, Fujiwara Y, Fukushima R, et al. Phase III Trial Comparing Intraperitoneal and Intravenous Paclitaxel Plus S-1 Versus Cisplatin Plus S-1 in Patients With Gastric Cancer With Peritoneal Metastasis: PHOENIX-GC Trial. J Clin Oncol 2018; 36: 1922-9.

10) Cho H, Ryu MH, Kim KP, et al. Phase I/II study of a combination of capecitabine, cisplatin, and intraperitoneal docetaxel (XP ID) in advanced gastric cancer patients with peritoneal metastasis. Gastric Cancer. 2017; 20: 970-7.

11) Alyami M, Kim BJ, Villeneuve L, et al. Ninety-day post-operative morbidity and mortality using the National Cancer Institute's common terminology criteria for adverse events better describe post-operative outcome after cytoreductive surgery and hyperthermic intraperitoneal chemotherapy. Int J Hyperthermia 2018; 34: 532-7.

12) Gill RS, Al-Adra DP, Nagendran J, et al. Treatment of gastric cancer with peritoneal carcinomatosis by cytoreductive surgery and HIPEC: a systematic review of survival, mortality, and morbidity. J Surg Oncol 2011; 104: 692-8.

13) Rau B, Brandl A, Piso P, et al.; Peritoneum Surface Oncology Group and members of the StuDoQ|Peritoneum Registry of the German Society for General and Visceral Surgery (DGAV). Peritoneal metastasis in gastric cancer: results from the German database. Gastric Cancer. 2020; 23: 11-22.

CQ **19**

胃癌に対する手術において顕微鏡的腹膜播種陽性（P0CY1）と診断した場合に胃切除，D2 リンパ節郭清を推奨するか？

ステートメント

顕微鏡的腹膜播種陽性（P0CY1）胃癌症例に対して胃切除と化学療法を組み合わせた集学的治療を行うことにより 5 年生存症例が 25％以上存在することより，D2 リンパ節郭清を伴う胃切除を弱く推奨する。

推奨の強さ：**弱い**　エビデンスの強さ：**B**　合意率：**100%（15/15）**

解説

益 治癒，長期生存
害 胃切除による後遺症，術後合併症，術後の化学療法忍容性の低下

　2001 年から 2007 年までの期間の全国胃癌登録症例の予後調査では CY1 胃癌の 5 年疾患特異的生存率は 16.6％であり，CY1 胃癌の生存率は取扱い規約第 13 版における Stage IIIB（41.2％），Stage IV（20.1％）よりも不良であり，P1（11.9％）よりも良好であった[1]。国内外の小規模の後方視的検討において，P0CY1 胃癌に対し胃切除を含む積極的治療を行った場合に 5 年生存を一部で認めること，腹膜播種再発の頻度が高いことが報告されている[2-4]。本邦では R0 切除可能な局所進行胃癌と同様に定型手術と補助化学療法により治癒を目指す治療戦略が踏襲されてきた。胃癌治療ガイドライン第 5 版の治療選択のアルゴリズムにおいても，遠隔転移 M1 とは区別して記載されている。CCOG0301 試験では微小腹膜播種と傍大動脈リンパ節転移の切除例を含む CY1 胃癌を対象とし，根治的胃切除を施行後に S1 内服を再発または継続不能となるまで行う治療が多施設前向き研究によって検討され，2002 年から 2006 年までに 47 例が登録され 5 年全生存率，無再発生存率はそれぞれ 26％，21％であった[5]。米国の単一施設による 93 例の後方視的検討の報告では，化学療法を先行後に CY1 が陰性化した症例のうち胃切除施行例（20 例）と非施行例（7 例）の疾患特異的生存期間は同等（中央値：2.5 年 vs. 2.3 年）であったが，検討症例の観察期間中央値が 1 年程度であり長期生存への影響は不明である[6]。胃切除による治癒や長期生存は限定的である一方で，化学療法単独で胃切除と同等以上の予後が得られたという報告はない。ランダム化比較試験と群間背景を調整した後ろ向き研究のいずれも存在しないためエビデンスは強くないが，手術侵襲と術後の後遺症が許容し得る全身状態で術後に持続的な化学療法が施行可能であれば，胃切除は選択肢の 1 つとなり得る。ただし，後方視的検討により，cN3[4]，pN3[7] は多変量解析において予後不良となる独立した因子であること，胃切除後は切除不能胃癌に対する標準化学療法レジメンである SP 療法の忍容性が低いこと[8] が示されており，高度の所属リンパ節転移を伴う場合は多剤併用レジメンの化学療法を先行し，胃切除の適応について慎重に検討すべきである。

　本邦の多施設による 91 例の後方視的検討では，D2 以上のリンパ節郭清を伴う胃切除を施行した 51 例は郭清範囲を縮小した 40 例よりも予後良好（全生存期間中央値：22.0 カ月 vs. 13.0 カ月，p＝0.045）であり，術後在院死亡率は同等（3.9％ vs. 5.0％）であった[7]。

　以上より，胃切除と化学療法を組み合わせた集学的治療にて 5 年生存症例が 25％以上存在することより，D2 リンパ節郭清を伴う胃切除を弱く推奨する。

明日への提言

　切除不能胃癌に対する化学療法の治療成績が向上しているため，根治切除で治癒が得られない症例の中には化学療法単独の治療による臨床的利益が手術を上回る事例が存在し得る。顕微鏡的腹膜播種陽性（P0CY1）症例においても，1）全身化学療法　2）胃切除を施行し術後化学療法　3）化学療法を行い審査腹腔鏡等で胃切除を考慮する，という 3 つの治療オプションがあるが現時点ではどれも強く推奨するだけのエビデンスはない。胃切除後の長期生存症例を選別し得る予測因子の確立が手術適応の決定に重要である。

検索資料・参考にした二次資料

　データベース：PubMed　期間：2000-2020　keyword・件数：“gastric cancer” AND “cytology” AND（“surgery” OR “induction chemotherapy” OR “Chemotherapy, Cancer Regional perfusion” OR “Drug Therapy”）Filter：English 抽出文献：411 件，そのうち本 CQ に関連ありと判断された文献を 8 件採用。

引用・参考文献

1) Katai H, Ishikawa T, Akazawa K, et al.;Registration Committee of the Japanese Gastric Cancer Association. Five-year survival analysis of surgically resected gastric cancer cases in Japan: a retrospective analysis of more than 100,000 patients from the nationwide registry of the Japanese Gastric Cancer Association (2001–2007). Gastric Cancer. 2018; 21: 144-54.

2) Inada T, Ogata Y, Kubota T, et al. D2-lymphadenectomy improves the survival of patients with peritoneal cytology-positive gastric cancer. Anticancer Res. 2002; 22: 291-4.

3) Badgwell B, Cormier JN, Krishnan S, et al. Does neoadjuvant treatment for gastric cancer patients with positive peritoneal cytology at staging laparoscopy improve survival? Ann Surg Oncol. 2008; 15: 2684-91.

4) Lee SD, Ryu KW, Eom BW, et al. Prognostic significance of peritoneal washing cytology in patients with gastric cancer. Br J Surg. 2012; 99: 397-403.

5) Kodera Y, Ito S, Mochizuki Y, et al. Long-term follow up of patients who were positive for peritoneal lavage cytology: final report from the CCOG0301 study. Gastric Cancer. 2012; 15: 335-7.

6) Mezhir, JJ, Shah MA, Jacks LM, et al. Positive peritoneal cytology in patients with gastric cancer: natural history and outcome of 291 patients. Ann Surg Oncol. 2010; 17: 3173-80.

7) Endo S, Nishikawa K, Fujitani K, et al. Is D2 Lymphadenectomy Essential for Cytology-positive Gastric Cancer? A Retrospective Analysis. Anticancer Res. 2019; 39: 6209-16.

8) Yamaguchi T, Takashima A, Nagashima K, et al. Efficacy of Postoperative Chemotherapy After Resection that Leaves No Macroscopically Visible Disease of Gastric Cancer with Positive Peritoneal Lavage Cytology (CY1) or Localized Peritoneum Metastasis (P1a): A Multicenter Retrospective Study. Ann Surg Oncol. 2020; 27: 284-92.

CQ 20

胃癌の治療前病期診断において顕微鏡的腹膜播種陽性（P0CY1）と診断した場合に導入化学療法を推奨するか？

ステートメント

顕微鏡的腹膜播種陽性（P0CY1）胃癌症例に対する導入化学療法の手術先行に対する優越性のエビデンスは乏しいが，化学療法後の CY 陰性化が予後予測因子として参照し得るため，行うことを弱く推奨する。

推奨の強さ：**弱い**　エビデンスの強さ：**C**　合意率：**93%（14/15）**

解説

益 CY の陰性化，生存期間の延長
害 胃切除を行う場合は手術の遅延，術後合併症の増加

　欧米では P0CY1 胃癌に対する術後の生存率が低い報告が多く切除不能な病態として導入化学療法を行うことが一般的である。米国の単一施設による 93 例の後方視的検討では，化学療法を先行した 64 例の疾患特異的生存期間中央値は有意ではないものの胃切除を先行した 29 例より長い（1.7 年 vs. 1.1 年）ことが報告されている[1]。本検討では化学療法先行後に 2nd look を行った 48 例の検討において，CY が陰性化した 27 例は陰性化を伴わない 21 例よりも予後良好（疾患特異的生存期間中央値：2.5 年 vs. 1.4 年 p＝0.0003）であった。本邦の手術症例の後方視的検討では，術前化学療法施行例と手術先行例の予後は同等と報告されているが[2,3]，背景因子が群間で調整されていないため解釈に注意を要する。大型 3 型・4 型胃癌に対する術前化学療法の有効性を検証するランダム化比較試験（JCOG0501 試験）では P0CY1 症例が術前化学療法群に 32 例，手術先行群に 28 例登録された[4]。FAS 解析で術前化学療法群 151 例と手術先行群 149 例の 3 年全生存率および無再発生存率に差を認めず，層別解析による P0CY1 症例の全生存の比較においても差は示されなかった[5]。Yamaguchi らは，多施設の後方視的研究において，CY1 あるいは P1a 症例に対し化学療法を先行した 150 例と手術を先行した 563 例の OS および RFS はほぼ同等であった，と報告している[3]。

　化学療法後に CY 陰性化を伴う症例の予後が良好であるという報告には再現性があり，2018 年に 7,970 例（26 文献）を検討したシステマティックレビューでは，S1 または 5-FU にシスプラチン，タキサンを加えた 2 剤または 3 剤併用レジメンによって CY1 陰性化を認めた 139 例の CY 非陰性化 73 例に対する全死亡の HR は 0.42，p＜0.0001，I2＝62.5％であった[6]。本邦の単一施設における 47 例の術前化学療法施行例の後方視的検討では，化学療法後に全例で胃切除が施行され，R2 切除後に緩和治療となった 1 例を除く 46 例（98％）で術後化学療法が行われ，全症例の 5 年全生存率は 25.0％であり，手術＋周術期化学療法の高い忍容性が示された[7]。近年に報告された単一施設における 39 例の後方視的検討では，

化学療法先行後に審査腹腔鏡を再検しCY陰性化を認めた13症例のみ胃切除を施行したところ，全症例における5年生存率は28.9%であり，R1/2となる胃切除を回避しつつ同等の治療成績が得られた[8]。しかしながらCQ19で述べた様に胃切除を施行せずに化学療法単独で治療を行う有益性については今後のさらなる検討を要する。

　細胞障害性抗腫瘍薬の腹腔内注入（IP）を併用する化学療法レジメンは，高頻度にCY陰性化が認められ，有害事象は全身化学療法と同等であることが報告されている。2017年にP0CY1胃癌38例を対象としたパクリタキセルIP併用のレジメンを検証する第II相試験（CY-PHOENIX試験）の結果が公表され，術前治療によるCY陰性化は36例（94.7%）で認められ，1年生存率は84.2%であった[9]。しかし現時点では長期予後を評価した報告がなく，抗腫瘍薬のIPは保険診療としては実施できないため，研究的治療に位置づけられる。

　ランダム化比較試験と群間背景を調整した後ろ向き比較研究のいずれも存在しないため，導入化学療法の手術先行に対する益と害のバランスについてエビデンスは乏しい。化学療法後に胃切除および術後化学療法を行う忍容性は担保されており，CY陰性化に基づく症例選別によって胃切除の適応を検討し得るため，弱く推奨する。

▚ 明日への提言

　胃癌症例においてCY1のみが切除不能因子となる頻度は少ないため大規模な前向き試験は施行困難である。多施設より臨床データを集約し，手術先行症例と化学療法先行症例の治療成績について群間の背景因子を調整して比較する必要がある。また，治療成績向上のためには周術期化学療法の新規レジメン開発が不可欠であり，腹腔内投与を含めた新規レジメンの開発が望まれる。

▚ 検索資料・参考にした二次資料

　データベース：PubMed　期間：2000-2020　keyword・件数："gastric cancer" AND "cytology" AND（"surgery" OR "induction chemotherapy" OR "Chemotherapy, Cancer Regional perfusion" OR "Drug Therapy"）Filter：English 抽出文献：411件。

　そのうち本CQに関連ありと判断された文献を6件採用。担当者の判断で文献3，5，9を追加。

引用・参考文献

1) Mezhir, JJ, Shah MA, Jacks LM, et al. Positive peritoneal cytology in patients with gastric cancer: natural history and outcome of 291 patients. Ann Surg Oncol. 2010; 17: 3173-80.

2) Endo S, Nishikawa K, Fujitani K, et al. Is D2 Lymphadenectomy Essential for Cytology-positive Gastric Cancer? A Retrospective Analysis. Anticancer Res. 2019; 39: 6209-16.

3) Yamaguchi T, Takashima A, Nagashima K, et al. Impact of preoperative chemotherapy as initial treatment for advanced gastric cancer with peritoneal metastasis limited to positive peritoneal lavage cytology (CY1) or localized peritoneal metastasis (P1a): a multi-institutional retrospective study. Gastric Cancer. 2020. Online ahead of print.

4) Terashima M, Iwasaki Y, Mizusawa J, et al.; Stomach Cancer Study Group, Japan Clinical Oncology Group. Randomized phase III trial of gastrectomy with or without neoadjuvant S-1 plus cisplatin for type 4 or large type 3 gastric cancer, the short-term safety and surgical results: Japan Clinical On-

cology Group Study (JCOG0501). Gastric Cancer. 2019; 22: 1044-52.

5) Iwasaki Y, Terashima M, Mizusawa J, et al. Gastrectomy with or without neoadjuvant S-1 plus cisplatin for type 4 or large type 3 gastric cancer (JCOG0501): an open-label, phase 3, randomized controlled trial. Gastric Cancer. 2021; 24: 492-502.

6) Jamel S, Markar SR, Malietzis G, et al. Prognostic significance of peritoneal lavage cytology in staging gastric cancer: systematic review and meta-analysis. Gastric Cancer 2018; 21: 10-8.

7) Aizawa M, Nashimoto A, Yabusaki H, et al. The clinical significance of potentially curative resection for gastric cancer following the clearance of free cancer cells in the peritoneal cavity by induction chemotherapy. Surg Today. 2015; 45: 611-7

8) Yasufuku I, Nunobe S, Ida S, et al. Conversion therapy for peritoneal lavage cytology-positive type 4 and large type 3 gastric cancer patients selected as candidates for R0 resection by diagnostic staging laparoscopy. Gastric Cancer. 2020; 23: 319-27.

9) Aizawa M, Ishigami H, Yabusaki H, et al. Phase II study of intraperitoneal paclitaxel plus S-1/paclitaxel for gastric cancer with positive peritoneal cytology: CY-PHOENIX trial. J Clin Oncol. 2017; 35: 96.

CQ 21

胃切除された顕微鏡的腹膜播種陽性（P0CY1）患者に対して術後化学療法は推奨されるか？

ステートメント

顕微鏡的腹膜播種陽性（P0CY1）患者に対して根治手術と術後化学療法を併用した集学的治療を行うことにより良好な 5 年生存率が得られているため，術後化学療法を行うことを強く推奨する。

推奨の強さ：**強い** エビデンスの強さ：**B** 合意率：**100%（15/15）**

解説

益 生存率向上，再発率低下
害 コスト，有害事象

　P0CY1 胃癌に対する根治切除後の補助化学療法の有用性は単一施設による少数例の後方視的検討によって示されてきた。胃原発巣と領域リンパ節を肉眼的に切除可能な因子として外科切除の対象とし，切除不能因子である腹腔内遊離腫瘍細胞は化学療法による治療対象とすることで相補的な治療効果が期待し得る。P0CY1 胃癌の 5 年全生存率は，1980〜1990 年代の症例を対象とした国内の単一施設の 55 例の後方視的検討 10.8% であったが[1]，2002 年から 2006 年までの 47 例を対象とした CCOG0301 試験では 26% であり[2]，S1 を用いた術後化学療法の確立によって生存率が向上したことが示唆される。

　2015 年に 81% のアジアの文献を含むメタアナリシスが報告され，根治的胃切除を行った 5,908 例（35 文献）の統合解析では CY1 胃癌の CY0 胃癌に対する全死亡，再発，腹膜再発の HR はそれぞれ 3.51，3.61，4.15 で，術後補助化学療法の施行率が 25% 以上の文献では HR はそれぞれ 3.56，2.29，3.00 であり，術後化学療法が再発，特に腹膜播種を予防し得ることが示された[3]。本邦では多施設による大規模な後方視検討が行われ，微小腹膜播種切除例を含む 367 例の P0CY1 胃癌において，術後 S1 単独療法施行例の予後は化学療法未施行例よりも良好（全生存期間中央値 29.5 カ月 vs. 9.9 カ月，p = 0.01，無再発生存期間中央値 15.5 カ月 vs. 5.7 カ月，p＜0.001）であった[4]。本検討では術後 SP 療法施行例の予後が検討されたが，全生存および無再発生存期間中央値はそれぞれ 24.7 カ月，15.9 カ月であり，S1 単独療法と同等であった。化学療法の継続期間中央値は S1 単剤が 9.5 カ月，SP 療法が 5.7 カ月であり，SP 療法の忍容性が低いことが考察されている。タキサンを併用する DS 療法については，病理組織学的 Stage III 胃癌の術後補助化学療法における S1 単独療法に対する優位性がランダム化比較試験によって示された[5]。本検討の腹膜播種再発率は DS 群 9.3%，S1 単独群 12.9% で有意差はなく腹膜播種再発の予防効果の優越性は限定的だが，減量割合は DS 療法で 39%，S1 単独療法で 30% であり，レジメンの忍容性は同等であった。一方，DS 療法と CapeOX 療法や SOX 療法との直接比較した臨床研究もないため，これら

の併用療法のいずれがより有効かについては，現時点では結論できない。今後はこれらの併用療法による P0CY1 胃癌の予後改善効果の検証が待たれる。

ランダム化比較試験と群間背景を調整した後ろ向き研究のいずれも存在しないためエビデンスは強くないが，多施設による大規模な後方視的検討の結果によって全生存および無再発生存期間の延長効果が示されており，S1 を用いた術後補助化学療法を強く推奨する。

明日への提言

手術後の S-1 単独による補助化学療法の治療成績は十分でなく，分子標的治療薬や腹腔内注入を含む多剤併用レジメンの開発が必要である。

検索資料・参考にした二次資料

データベース：PubMed　期間：2000-2020　keyword・件数："gastric cancer" AND "cytology" AND ("surgery" OR "induction chemotherapy" OR "Chemotherapy, Cancer Regional perfusion" OR "Drug Therapy") Filter：English 抽出文献：411 件。

そのうち本 CQ に関連ありと判断された文献を 4 件採用。担当者の判断で文献 5 を追加。

引用・参考文献

1) Inada T, Ogata Y, Kubota T, et al. D2-lymphadenectomy improves the survival of patients with peritoneal cytology-positive gastric cancer. Anticancer Res. 2002; 22: 291-4.
2) Kodera Y, Ito S, Mochizuki Y, et al. Long-term follow up of patients who were positive for peritoneal lavage cytology: final report from the CCOG0301 study. Gastric Cancer. 2012; 15: 335-7.
3) Pecqueux M, Fritzmann J, Adamu M, et al. Free intraperitoneal tumor cells and outcome in gastric cancer patients: a systematic review and meta-analysis. Oncotarget. 2015; 6: 35564-78.
4) Yamaguchi T, Takashima A, Nagashima K, et al. Efficacy of Postoperative Chemotherapy After Resection that Leaves No Macroscopically Visible Disease of Gastric Cancer with Positive Peritoneal Lavage Cytology (CY1) or Localized Peritoneum Metastasis (P1a): A Multicenter Retrospective Study. Ann Surg Oncol. 2020; 27: 284-92.
5) Yoshida K, Kodera Y, Kochi M, et al. Addition of Docetaxel to Oral Fluoropyrimidine Improves Efficacy in Patients with Stage III Gastric Cancer: Interim Analysis of JACCRO GC-07, a Randomized Controlled Trial. J Clin Oncol. 2019; 37: 1296-304.

CQ 22

腹膜播種再発高リスク胃癌症例に対して胃切除を施行する場合に腹腔内大量洗浄を推奨するか？

ステートメント

腹膜播種再発高リスク胃癌症例に対して胃切除を施行する場合，単独での腹腔内大量洗浄は行わないことを弱く推奨する。

推奨の強さ：**弱い**　エビデンスの強さ：**B**　合意率：**87%（13/15）**

解説

益 生存率向上，再発率低下
害 コスト，手術時間の延長，合併症の増加

　本邦の単一施設における 1989 年から 1997 年の P0CY1 胃癌 22 例の後方視的研究において，根治切除術中に腹腔内大量洗浄（Extensive Intraoperative Peritoneal Lavage：EIPL）と腹腔内シスプラチン 100 mg の散布を追加した 7 例の 2 年全生存率は 85.7％で，手術単独 8 例の 1.0％（p＝0.017），術中シスプラチン散布のみ行った 7 例の 14.3％（p＝0.025）と比較し有意に生存率が高かった[1]。EIPL は根治的胃切除を施行した後に 1L の生食を用いた腹腔内洗浄を 10 回反復する手法で，希釈と Wash out によって腹腔内遊離癌細胞を $1/10^{10}$ に減少させる理論に基づいており，洗浄後の残存癌細胞に対してはシスプラチン腹腔内散布による治療が行われた。同施設で 1995 年から 2005 年に P0CY1 胃癌を対象とするランダム化比較試験が行われ，EIPL＋術中シスプラチン散布群 30 例，手術単独群 29 例，術中シスプラチン散布群 29 例の 5 年全生存率はそれぞれ 43.8％，0％，4.6％で，再発（腹膜播種再発）率はそれぞれ 56.7％（40.0％），100％（89.7％），96.6％（79.3％）であり，EIPL＋術中シスプラチン散布群は他の 2 群と比較して生存率（p＜0.0001），再発率（p＜0.001）が有意に改善していた[2]。

　この結果を受け，cT3-4 胃癌に対する EIPL の有効性を検証する 2 つのランダム化比較試験が行われた。CCOG1102 試験では 2011 年から 2014 年の間に P0CY1 の 17 例を含む 314 例が登録され，EIPL 群 145 例と標準治療群 150 例の 3 年無再発生存率（63.9％ vs. 59.7％），3 年全生存率（75.0％ vs. 73.7％）は有意差を認めず，腹膜播種再発のハザード比は 0.92 であった[3]。2020 年に同様の Study デザインである国際共同ランダム化比較試験の中間解析結果が公表され，EIPL 群 398 例と標準治療群 402 例の比較において 3 年全生存率（72.0％ vs. 74.1％），腹膜無再発生存率（92.1％ vs. 93.4％）の有意差は認められなかった[4]。いずれの試験においても P0CY1 の層別解析が行われたが，同様に EIPL による予後改善効果は認められなかった。

　P0CY1 胃癌に対する胃切除において付加的な EIPL＋シスプラチンの術中腹腔内散布による予後の改善効果が示されているが，そこでは EIPL 単独介入の効果については不明で

ある。腹膜播種再発高リスク胃癌症例に対する胃切除においては，EIPL は単独では無効であることがランダム化比較試験によって示されており，行わないことを弱く推奨する。

◥ 明日への提言

EIPL は害となる作用が少ないため有効性が確立されれば再考し得る治療法である。抗がん剤の腹腔内注入または散布を併用した場合の治療成績について検証する余地がある。

◥ 検索資料・参考にした二次資料

データベース：PubMed　期間：2000-2020　keyword・件数："gastric cancer" AND "extensive lavage" Filter：English　抽出文献：30 件。

そのうち本 CQ に関連ありと判断された 3 件を採用。担当者の判断で文献 4 を追加。

引用・参考文献

1) Shimada S, Tanaka E, Marutsuka T, et al. Extensive intraoperative peritoneal lavage and chemotherapy for gastric cancer patients with peritoneal free cancer cells. Gastric Cancer. 2002; 5: 168-72.
2) Kuramoto M, Shimada S, Ikeshima S, et al. Extensive intraoperative peritoneal lavage as a standard prophylactic strategy for peritoneal recurrence in patients with gastric carcinoma. Ann Surg. 2009; 250: 242-6.
3) Misawa K, Mochizuki Y, Sakai M, et al. Randomized clinical trial of extensive intraoperative peritoneal lavage versus standard treatment for resectable advanced gastric cancer (CCOG 1102 trial). Br J Surg. 2019; 106: 1602-10.
4) So JMY, Ji J, Han SUK, et al. Extensive peritoneal lavage after curative gastrectomy for gastric cancer study (EXPEL): An international multicenter randomized controlled trial. J Clin Oncol. 2020; 38: 279.

CQ 23

腹膜播種再発高危険胃癌症例に対する術前 and/or 術後の腹腔内化学療法を併用した補助化学療法を推奨するか？

ステートメント

腹膜播種再発高危険胃癌症例に対する術前 and/or 術後の腹腔内化学療法を併用した補助化学療法を行わないことを弱く推奨する。

推奨の強さ：**弱い**　エビデンスの強さ：**C**　合意率：**80％（12/15）**

解説

益 生存期間の延長

害 有害事象（治療関連死亡）

　一般的に，腹膜播種再発高危険胃癌症例として 4 型胃癌・大型 3 型胃癌・漿膜浸潤胃癌が挙げられる。この 4 型胃癌・大型 3 型胃癌に対する S-1＋CDDP 療法の術前化学療法の有用性を検討するために第Ⅲ相試験が JCOG0501 として施行された[1]。その結果は手術＋S-1 による術後補助化学療法群と S-1＋CDDP 療法＋手術＋S-1 による術後補助化学療法群の 3 年生存率はそれぞれ 62.4％と 60.9％であり，両群間に有意差を見出すことはできなかった（HR：0.97，95％ CI：0.738 to 1.292）[1]。

　腹腔内化学療法に関しては 2 報の比較試験が報告されている。JCOG では漿膜浸潤胃癌に対して手術単独群と手術＋CDDP 腹腔内投与＋5FU と CDDP の経静脈投与＋UFT 経口投与群を比較する第Ⅲ相試験を施行した。5 年生存率は 60.9％と 62.0％であり，残念ながら両群間には統計学的に有意な差を認めることはできなかった[2]。また腹膜播種再発高危険胃癌症例に対して，術後補助化学療法としてパクリタキセル複数回腹腔内投与療法と経静脈投与療法を比較したランダム第Ⅱ相試験では，主要評価項目である 2 年生存率は腹腔内投与群で 64.1％，経静脈投与群で 72.3％（p＝0.537）という結果であり，有意な結果は得られなかった[3]。

　一方，漿膜浸潤胃癌に対して，術前補助化学療法としてパクリタキセル腹腔内単回投与に加え，S-1＋パクリタキセル経静脈投与法を検討した第Ⅱ相試験が行われた。主要評価項目である治療完遂率は 67.6％（90％ CI：52.8-80.1）であった。評価可能病変をもつ 14 症例の奏効率は 71.4％であった。全例に D2 リンパ節郭清を伴う胃切除が施行され，3 年生存率は 78.0％，5 年生存率は 74.9％であった[4]。

　また Stage ⅢA，ⅢB 胃癌に対して術前補助化学療法としてのパクリタキセル単回腹腔内投与に加え，S-1＋シスプラチン＋パクリタキセル経静脈投与法を検討した第Ⅱ相試験では，主要評価項目である奏効率は 70％（p＝0.006），3 年生存率は 90.0％，5 年生存率は 77.1％で，有害事象や術後合併症も軽度であったと報告されている[5]。また初発再発部位の検討では遠隔リンパ節再発と肝転移再発を認めるものの，腹膜再発は認められなかったと

報告されている[5]。

　さらに漿膜浸潤胃癌に対して，術前補助化学療法としてパクリタキセル腹腔内複数回投与＋S-1 経口投与＋パクリタキセル経静脈投与法，手術，術後補助化学療法としてのパクリタキセル腹腔内複数回投与＋経静脈投与法を用いた第 II 相試験（GAPS 試験）が先進医療として行われた。主要評価項目である治療完遂率は 80.4％（95％ CI；66.9-90.2％，p＝0.0016）であった[6]。

　現時点では，胃癌腹膜播種再発高危険群の定義がはっきりしないこと，術前パクリタキセル腹腔内化学療法の有用性は示唆されるが，予後延長効果に対する検証的で適切なデザインの試験が不可欠であり，現時点では予防的な腹腔内化学療法は行わないことを弱く推奨する。

明日への提言

　GAPS 試験の生存に関するデータは現在収集中である。また GAPS 試験の結果を受け，スキルス胃癌に対するパクリタキセル腹腔内投与を含む術前術後の補助化学療法の比較第 III 相試験（PHOENIX GC II）が現在進行中である。これらの結果の発表が待たれる。

検索資料・参考にした二次資料

　データベース：PubMed；Filter activated：English　期間：2000-2020　keyword・件数：gastric cancer, peritoneal metastasis, gastrectomy, adjuvant：168 件, neoadjuvant：34 件 intraperitoneal：13 件。
　そのうち本 CQ に関連ありと判断した文献 6 件を採用。

引用・参考文献

1) Terashima M, Iwasaki Y, Mizusawa J, et al.; Stomach Cancer Study Group, Japan Clinical Oncology Group. Randomized phase III trial of gastrectomy with or without neoadjuvant S-1 plus cisplatin for type 4 or large type 3 gastric cancer, the short-term safety and surgical results: Japan Clinical Oncology Group Study (JCOG0501). Gastric Cancer. 2019; 22: 1044-52.
2) Miyashiro I, Furukawa H, Sasako M, et al.; Gastric Cancer Surgical Study Group in the Japan Clinical Oncology Group. Randomized clinical trial of adjuvant chemotherapy with intraperitoneal and intravenous cisplatin followed by oral fluorouracil (UFT) in serosa-positive gastric cancer versus curative resection alone: final results of the Japan Clinical Oncology Group trial JCOG9206-2. Gastric Cancer. 2011; 14: 212-8.
3) Takahashi N, Kanda M, Yoshikawa T, et al. A randomized phase II multicenter trial to explore efficacy of weekly intraperitoneal in comparison with intravenous paclitaxel administered immediately after gastrectomy to the patients with high risk of peritoneal recurrence: final results of the INPACT trial. Gastric Cancer. 2018; 21: 1014-23.
4) Peng YF, Imano M, Itoh T, et al. A phase II trial of perioperative chemotherapy involving a single intraperitoneal administration of paclitaxel followed by sequential S-1 plus intravenous paclitaxel for serosa-positive gastric cancer. J Surg Oncol. 2015; 111: 1041-6.
5) Shinkai M, Imano M, Chiba Y, et al. Phase II trial of neoadjuvant chemotherapy with intraperitoneal paclitaxel, S-1, and intravenous cisplatin and paclitaxel for stage IIIA or IIIB gastric cancer. J Surg Oncol. 2019; 119: 56-63.
6) Ito S, Imano M, Uenosono Y, et al. A phase II study of perioperative intraperitoneal paclitaxel plus S-1/paclitaxel for curatively resectable gastric cancer with serosal invasion: The GAPS study. J Clin Oncol. 2018; 36: 4033.

CQ 24

腹膜播種による随伴症状（消化管狭窄・水腎症・胆管狭窄など）に対する観血的緩和治療を推奨するか？

ステートメント

腹膜播種による随伴症状に対して，全身状態が良好な場合に観血的緩和治療を行うことを弱く推奨する。

推奨の強さ：**弱い**　エビデンスの強さ：**B**　合意率：**93%（14/15）**

解説

益 症状緩和，生存期間の延長
害 手術の場合，合併症発生率は高い。

　胃癌腹膜播種の進展によりいくつかの随伴症状が生じる。消化管狭窄による腸閉塞・通過障害[1]，尿管狭窄による水腎症[2]，胆管狭窄による閉塞性黄疸[3]。消化管狭窄による腸閉塞を生じている場合，バイパスや人工肛門造設などの手術を行うことで，腸閉塞の解除・経口摂取の改善が期待される。特に，大腸狭窄の場合は穿孔につながる危険性があるため早期の介入が必要になるケースも多い。しかし全身状態不良の患者に対する手術の術後合併症のリスクは高く（58.1%[1]，7-44%[2]，37%[3]，24.5%[4]），手術死亡率も 6-32% と報告されている[2]。本邦からの報告では PS0-1 の場合に QOL 改善と生存期間延長への利点があると報告されている[4]。近年，播種による消化管狭窄に対しても自己拡張型金属ステント（SEMS）留置術が施行され，その有用性が指摘されてきている[5,6]。水腎症の場合，尿管ステント留置・腎外瘻によって症状は緩和されるが，その後の化学療法の有無によって生存期間は異なると報告されている（MST：化学療法あり/なし；11.2/3.1 カ月）[7]。胆管狭窄の場合には経皮的・内視鏡的インターベンションによって胆汁ドレナージが行われ，有害事象は 5% と報告されている[5]。

明日への提言

　胃癌に対する新しい化学療法により生存期間の延長がみられている。適切な緩和治療を行うことで全身状態が改善を図り，薬剤を有効に使用することにより，さらなる生存期間延長が期待できる。

検索資料・参考にした二次資料

　データベース：PubMed　期間：2000-2020　keyword・件数；astric AND peritoneal dissemination AND obstruction AND surgery　67 件。

　67 件を検討し，7 件を採用した。

引用・参考文献

1) de Boer NL, Hagemans JAW, Schultz BTA, et al. Acute malignant obstruction in patients with peritoneal carcinomatosis: The role of palliative surgery. Eur J Surg Oncol. 2019; 45: 389-3.

2) Olson TJP, Pinkerton C, Brasel KJ, et al. Palliative surgery for malignant bowel obstruction from carcinomatosis: a systematic review. JAMA Surg. 2014; 149: 383-92.

3) Shariat-Madar B, Jayakrishnan TT, Gamblin TC, et al. Surgical management of bowel obstruction in patients with peritoneal carcinomatosis. J Surg Oncol. 2014; 110: 666-9.

4) Fujitani K, Yamada M, Hirao M, et al. Optimal indications of surgical palliation for incurable advanced gastric cancer presenting with malignant gastrointestinal obstruction. Gastric Cancer. 2011; 14: 353-9.

5) Nakai Y, Ishigami H, Isayama H, et al. Role of intervention for biliary and gastric/intestinal obstruction in gastric cancer with peritoneal metastasis. J Gastroenterol Hepatol. 2012; 27: 1796-800.

6) Faraz S, Salem SB, Schattner M, et al. Predictors of clinical outcome of colonic stents in patients with malignant large-bowel obstruction because of extracolonic malignancy. Gastrointest Endosc. 2018; 87: 1310-7.

7) Migita K, Watanabe A, Samma S, et al. Clinical outcome and management of ureteral obstruction secondary to gastric cancer. World J Surg. 2011; 35: 1035-41.

CQ **25**

胃癌腹膜播種再発リスクの高い患者のフォローアップにおいて，通常の胃癌患者と異なるフォローアップ法を推奨するか？

ステートメント

癌腹膜播種再発リスクの高い患者に対するフォローアップ間隔，検査法については，通常の胃癌患者と異なるフォローアップを推奨するに足るエビデンスはないが，患者の自覚症状や理学所見をより注意深く観察する必要があると考えられ，推奨なしとする。

推奨なし　エビデンスの強さ：**C**　合意率：**73%（11/15）**

解説

益 腹膜播種再発の早期発見に伴う治療選択肢の増加
害 特になし

　胃癌腹膜播種再発リスクの高い患者については，いずれも後方視的観察研究の結果ではあるが，Stage III では腹膜播種が最も多いこと[1]，腹腔 CEA レベル高値が腹膜癌症の有意な予測因子であること[2]，深達度，リンパ節転移の数，組織学的分化度が腹膜転移の独立したリスク因子であること[3]，D2 郭清後に S-1 補助化学療法を受けた患者において，肉眼的腫瘍径とリンパ節転移が最も重要な腹膜再発のリスク因子であること[4]，などが示されており，深達度 SE 以深，組織型未分化型の場合に胃癌腹膜播種再発リスクが高いと判断した。

　胃癌腹膜播種再発リスクの高い患者のフォローアップ法について言及した研究はなく，胃癌腹膜播種再発リスクの高い患者に対して，通常の胃癌患者と異なるフォローアップを行うべきとするエビデンスも存在しないが，CQ3 に示されたとおり，胃癌腹膜播種の画像診断は，特異度は高いものの感度が低いことが報告されており，自覚症状や理学所見および CA125，CA72-4 などの腫瘍マーカーなどを参考にしながらより注意深く観察する必要があると考えられる。

明日への提言

　胃癌腹膜播種再発リスクの高い患者のフォローアップ法に関するエビデンスはほとんどない。腹膜播種に有効なフォローアップ法の開発とともに，その意義を正しく評価するエビデンスの蓄積が求められる。

検索資料・参考にした二次資料

　データベース：PubMed　期間：2000-2020　keyword・件数："stomach neoplasms"[MeSH Terms] AND（"peritoneal dissemination" OR "peritoneal metastasis"）AND（"follow-up" OR "surveillance"）154 件。

▼ 腹膜播種膵癌に対する症状緩和

腹膜播種や癌性腹膜炎を有する場合，しばしば腹水貯留，腸管狭窄，水腎症，胆管狭窄などを併発する。これらに伴い，食思不振，腹痛，悪心・嘔吐，発熱，黄疸など多種多様な随伴症状をきたす。腹水貯留に対しては腹水濾過濃縮再静注法（CART），腸管狭窄に対してはバイパス術，人工肛門造設，胃瘻造設，ステント留置など，水腎症に対しては尿管ステントや腎瘻造設など，胆管狭窄に対して胆道ステントの留置など侵襲的治療が必要となり，多職種によるチーム医療が不可欠となる。特に大量腹水貯留例における CART の導入は，症状緩和ならびに全身状態の維持を可能にして化学療法を安全に実施可能となることが報告されている[31]。

引用・参考文献

1）国立がん研究センターがん対策情報センター「がん登録・統計」
https://ganjoho.jp/reg_stat/index.html

2）Conroy T, Desseigne F, Ychou M, et al.; Groupe Tumeurs Digestives of Unicancer; PRODIGE Intergroup. FOLFIRINOX versus gemcitabine for metastatic pancreatic cancer. N Engl J Med. 2011; 364: 1817-25.

3）Von Hoff DD, Ervin T, Arena FP, et al. Increased survival in pancreatic cancer with nab-paclitaxel plus gemcitabine. N Engl J Med. 2013; 369: 1691-703.

4）Thomassen I, Lemmens VEPP, Nienhuijs SW, et al. Incidence, prognosis, and possible treatment strategies of peritoneal carcinomatosis of pancreatic origin: a population-based study. Pancreas. 2013; 42: 72-5.

5）Mackay TM, van Erning FN, van der Geest LGM, et al.; Dutch Pancreatic Cancer Group. Association between primary origin (head, body and tail) of metastasised pancreatic ductal adenocarcinoma and oncologic outcome: A population-based analysis. Eur J Cancer. 2019; 106: 99-105.

6）Takahara N, Isayama H, Nakai Y, et al. Pancreatic cancer with malignant ascites: clinical features and outcomes. Pancreas. 2015; 44: 380-5.

7）Satoi S, Yanagimoto H, Yamamoto T, et al. A clinical role of staging laparoscopy in patients with radiographically defined locally advanced pancreatic ductal adenocarcinoma. World J Surg Oncol. 2016; 14: 14.

8）Esquivel J, Chua TC, Stojadinovic A, et al. Accuracy and clinical relevance of computed tomography scan interpretation of peritoneal cancer index in colorectal cancer peritoneal carcinomatosis: a multi-institutional study. J Surg Oncol. 2010; 102: 565-70.

9）Franiel T, Diederichs G, Engelken F, et al. Multi-detector CT in peritoneal carcinomatosis: diagnostic role of thin slices and multiplanar reconstructions. Abdom Imaging. 2009; 34: 49-54.

10）Pfannenberg C, Königsrainer I, Aschoff P, et al. (18)F-FDG-PET/CT to select patients with peritoneal carcinomatosis for cytoreductive surgery and hyperthermic intraperitoneal chemotherapy. Ann Surg Oncol. 2009; 16: 1295-303.

11）Dirisamer A, Schima W, Heinisch M, et al. Detection of histologically proven peritoneal carcinomatosis with fused 18F-FDG-PET/MDCT. Eur J Radiol. 2009; 69: 536-41.

12）Aherne EA, Fenlon HM, Shields CJ, et al. What the Radiologist Should Know About Treatment of Peritoneal Malignancy. AJR Am J Roentgenol. 2017; 208: 531-43.

13）Karabicak I, Satoi S, Yanagimoto H, et al. Risk factors for latent distant organ metastasis detected by staging laparoscopy in patients with radiologically defined locally advanced pancreatic ductal adenocarcinoma. J Hepatobiliary Pancreat Sci. 2016; 23: 750-5.

14）Jimenez RE, Warshaw AL, Castillo CFD. Laparoscopy and peritoneal cytology in the staging of pancreatic cancer. J Hepatobiliary Pancreat Surg. 2000; 7: 15-20.

15）Jimenez RE, Warshaw AL, Rattner DW, et al. Impact of laparoscopic staging in the treatment of pancreatic cancer. Arch Surg. 2000; 135: 409-14.

16）Clark CJ, Traverso LW. Positive peritoneal lavage cytology is a predictor of worse survival in locally advanced pancreatic cancer. Am J Surg. 2010; 199: 657-62.

17）Morak MJM, Hermans JJ, Smeenk HG, et al. Staging for locally advanced pancreatic cancer. Eur J Surg Oncol. 2009; 35: 963-8.

18）Ferrone CR, Haas B, Tang L, et al. The influence of positive peritoneal cytology on survival in patients with pancreatic adenocarcinoma. J Gastrointest Surg. 2006; 10: 1347-53.

19）Satoi S, Fujii T, Yanagimoto H, et al. Multicenter Phase II Study of Intravenous and Intraperitoneal Paclitaxel With S-1 for Pancreatic Ductal Adenocarcinoma Patients With Peritoneal Metastasis. Ann Surg. 2017; 265: 397-401.

20）Yamada S, Fujii T, Yamamoto T, et al. Phase I/II study of adding intraperitoneal paclitaxel in patients with pancreatic cancer and peritoneal metastasis. Br J Surg. 2020; 107: 1811-7.

21）Takahara N, Nakai Y, Ishigami H, et al. A phase I study of intraperitoneal paclitaxel combined with gemcitabine plus nab-paclitaxel for pancreatic cancer with peritoneal metastasis. Invest New Drugs. 2021; 39: 175-81.

22）Takahara N, Isayama H, Nakai Y, et al. Intravenous and intraperitoneal paclitaxel with S-1 for treatment of refractory pancreatic cancer with malignant ascites. Invest New Drugs. 2016; 34: 636-42.

23）Roesch M, Mueller-Huebenthal B. Review: the role of hyperthermia in treating pancreatic tumors. Indian J Surg Oncol. 2015; 6: 75-81.

24）Horvath P, Beckert S, Struller F, et al. Pressurized intraperitoneal aerosol chemotherapy (PIPAC) for peritoneal metastases of pancreas and biliary tract cancer. Clin Exp Metastasis. 2018; 35: 635-40.

25）Graversen M, Detlefsen S, Bjerregaard JK, et al. Peritoneal metastasis from pancreatic cancer treated with pressurized intraperitoneal aerosol chemotherapy (PIPAC). Clin Exp Metastasis. 2017; 34: 309-14.

26）日本膵臓学会膵癌診療ガイドライン改訂委員会編. 膵癌診療ガイドライン 2019 年版　第 5 版. 金原出版. 2019.

27）van der Horst A, Versteijne E, Besselink MGH, et al. The clinical benefit of hyperthermia in pancreatic cancer: a systematic review. Int J Hyperthermia. 2018; 34: 969-79.

28）Yamada S, Fujii T, Kanda M, et al. Value of peritoneal cytology in potentially resectable pancreatic cancer. Br J Surg. 2013; 100: 1791-6.

29）Satoi S, Murakami Y, Motoi F, et al. Reappraisal of peritoneal washing cytology in 984 patients with pancreatic ductal adenocarcinoma who underwent margin-negative resection. J Gastrointest Surg. 2015; 19: 6-14.

30）Tsuchida H, Fujii T, Mizuma M, et al.; Committee of Clinical Research, Japan Pancreas Society. Prognostic importance of peritoneal washing cytology in patients with otherwise resectable pancreatic ductal adenocarcinoma who underwent pancreatectomy: A nationwide, cancer registry-based study from the Japan Pancreas Society. Surgery. 2019; 166: 997-1003.

31）Yamaguchi H, Kitayama J, Emoto S, et al. Cell-free and concentrated ascites reinfusion therapy (CART) for management of massive malignant ascites in gastric cancer patients with peritoneal metastasis treated with intravenous and intraperitoneal paclitaxel with oral S-1. Eur J Surg Oncol. 2015; 41: 875-80.

CQ 1

膵癌腹膜播種の診断法として血液検査（腫瘍マーカー）を推奨するか？

ステートメント

腹膜播種の診断において CA19-9 などの腫瘍マーカーの測定を提案する。

推奨の強さ：**弱い**　エビデンスの強さ：**C**　合意率：**100%**（8/8）

解説

益 腹膜播種陽性診断率

害 コスト，偽陰性症例，偽陽性症例での追加検査の侵襲とコスト

　腹膜播種は特異的な症状に乏しいため，臨床症状は診断の指標にはならないが，強い腹痛や腹部膨満，便秘などの腹部症状を認める場合は，腹膜播種の存在が考慮される。

　各腫瘍マーカーの膵癌の診断感度は CA19-9 が 70-80%，Span-1 が 70-80%，DUPAN-2 が 50-60%，CEA が 30-60%，CA50 が 60%，CA242 が 60% と報告されている[1]。しかし，いずれも進行がんを除くと感度は低下し，膵癌の早期診断における有用性は限定的である[2]。一方，腫瘍マーカーは術後再発，予後，治療効果の予測における有用性が示されている[3-7]。本 CQ では腫瘍マーカーが腹膜播種の診断に推奨されるかについて検討した。

　これまでのところ膵癌腹膜播種に対する腫瘍マーカーの診断能を評価した報告は限られている。Alberghina らは膵癌 136 例に対し，超音波内視鏡で指摘された腹水と腹膜播種の関連性について検討し，CA19-9 > 300 U/mL の腹膜播種に対する診断能は，感度 77.8%，特異度 50.0%，正診率 52.1% で，超音波内視鏡で指摘された腹水の腹膜播種に対する診断（感度 66.7%，特異度 84.7%，正診率 83.1%）よりも低いことを報告している[8]。

　一方，画像検査陰性の潜在的腹膜播種の危険因子や術後腹膜播種再発の予後因子としての腫瘍マーカーの有用性についてはいくつかの報告がある。根治を企図した開腹術時に偶発的に腹膜播種を指摘され試験開腹となった群では根治術を施行した群と比較して，有意に CA19-9 あるいは CEA が高値であったと報告されている[9, 10]。また Satoi らは局所進行膵癌 110 例を対象に審査腹腔鏡を実施し，21 例（19%）に腹膜播種を認め，腫瘍径 > 42 mm および体尾部癌がその危険因子となることを報告している[11]。さらに画像検査陰性にもかかわらず審査腹腔鏡で腹膜播種を含めた転移巣が指摘される，いわゆる潜在的遠隔転移についての検討で，CA19-9 高値が危険因子になりえることが報告されている[4, 7, 11-17]。しかしこれらの研究では，対象群の患者背景や画像精度・撮影条件等が必ずしも一致していないこと，腹膜播種だけでなく微小肝転移などを含むことに注意が必要で，審査腹腔鏡による腹膜播種診断を gold standard とした場合の CA19-9 の至適な cut-off 値は定まっていない。

　周術期 CA19-9 と腹膜播種再発の関連が報告されている。Hata らは術前および術後 CA19-9 高値（> 37 U/mL）と腹膜播種再発の関連性を示している[18]。また Takagi らは R1

切除に加えて術前 CA19-9 高値（≧400 U/mL）が腹膜播種再発に関連することを報告しており[19]，術後腹膜播種再発の予測における CA19-9 の有効性が示されている。

　以上より，膵癌腹膜播種の診断における腫瘍マーカーの有用性に関するエビデンスは十分ではないものの，その測定に際し大きな負担の増加はなく，診断の一助として実施を考慮してもよいと考えられた。

▮明日への提言

　膵癌腹膜播種に対する腫瘍マーカーの診断能については十分には検討されていない。ただし日常診療においては画像所見に比して腫瘍マーカーが異常高値を示す場合には潜在的な遠隔転移の存在を疑う契機になっている可能性があり，腹膜播種診断における各種腫瘍マーカーの至適 cut-off 値の検討が必要である。そのうえで前向きコホートにおける，これらの cut-off 値を用いた診断能の検証が望まれる。

▮検索資料・参考にした二次資料

　データベース：PubMed　期間：2000-2020　keyword・件数："Pancreatic neoplasms"［MH］OR "Pancreatic cancer"［tiab］OR "pancreas cancers"［tiab］OR "pancreatic ductal adenocarcinoma"［tiab］OR "pancreas cancer"［tiab］OR "pancreatic carcinoma"［tiab］AND "peritoneal metastasis"［tiab］OR "peritoneal dissemination"［tiab］OR "peritoneal carcinomatosis"［tiab］OR "carcinomatosis"［tiab］OR "malignant ascites"［tiab］AND "biomarker"［tiab］OR "tumor marker"［tiab］OR "biomarkers"［tiab］OR "tumor markers"［tiab］OR "biomarkers, Tumor"［MH］OR "CA19-9"［tiab］OR "CEA"［tiab］OR "CA125"［tiab］OR "Dupan-2"［tiab］OR "Span-1"［tiab］OR "CA50"［tiab］OR "CA242"［tiab］　88 件。

　上記 88 件のレビューおよびハンドサーチの結果，19 件の論文を引用文献として採用した。

引用・参考文献

1) Sharma C, Eltawil KM, Renfrew PD, et al. Advances in diagnosis, treatment and palliation of pancreatic carcinoma: 1990-2010. World J Gastroenterol. 2011; 17: 867-97.

2) Goggins M. Molecular markers of early pancreatic cancer. J Clin Oncol. 2005; 23: 4524-31.

3) Cwik G, Wallner G, Skoczylas T, et al. Cancer antigens 19-9 and 125 in the differential diagnosis of pancreatic mass lesions. Arch Surg. 2006; 141: 968-73; discussion 974.

4) Molina V, Visa L, Conill C, et al. CA 19-9 in pancreatic cancer: retrospective evaluation of patients with suspicion of pancreatic cancer. Tumour Biol. 2012; 33: 799-807.

5) Goonetilleke KS, Siriwardena AK. Systematic review of carbohydrate antigen (CA 19-9) as a biochemical marker in the diagnosis of pancreatic cancer. Eur J Surg Oncol. 2007; 33: 266-70.

6) Maisey NR, Norman AR, Hill A, et al. CA19-9 as a prognostic factor in inoperable pancreatic cancer: the implication for clinical trials. Br J Cancer. 2005; 93: 740-3.

7) Humphris JL, Chang DK, Johns AL, et al.; NSW Pancreatic Cancer Network. The prognostic and predictive value of serum CA19.9 in pancreatic cancer. Ann Oncol. 2012; 23: 1713-22.

8) Alberghina N, Sánchez-Montes C, Tuñón C, et al. Endoscopic ultrasonography can avoid unnecessary laparotomies in patients with pancreatic adenocarcinoma and undetected peritoneal carcinomatosis. Pancreatology. 2017; 17: 858-84.

3 章

膵
癌

9) Königsrainer I, Zieker D, Symons S, et al. Do patient- and tumor-related factors predict the peritoneal spread of pancreatic adenocarcinoma? Surg Today. 2014; 44: 260-3.

10) Fujioka S, Misawa T, Okamoto, T et al. Preoperative serum carcinoembryonic antigen and carbohydrate antigen 19-9 levels for the evaluation of curability and resectability in patients with pancreatic adenocarcinoma. J Hepatobiliary Pancreat Surg. 2007; 14: 539-44.

11) Karabicak I, Satoi S, Yanagimoto H, et al. Risk factors for latent distant organ metastasis detected by staging laparoscopy in patients with radiologically defined locally advanced pancreatic ductal adenocarcinoma. J Hepatobiliary Pancreat Sci. 2016; 23: 750-5.

12) Alexakis N, Gomatos IP, Sbarounis S, et al. High serum CA 19-9 but not tumor size should select patients for staging laparoscopy in radiological resectable pancreas head and peri-ampullary cancer. Eur J Surg Oncol. 2015; 41: 265-9.

13) Fong ZV, Alvino DML, Fernández-Del Castillo C, et al. Reappraisal of Staging Laparoscopy for Patients with Pancreatic Adenocarcinoma: A Contemporary Analysis of 1001 Patients. Ann Surg Oncol. 2017; 24: 3203-11.

14) Liu X, Fu Y, Chen Q, et al. Predictors of distant metastasis on exploration in patients with potentially resectable pancreatic cancer. BMC Gastroenterol. 2018; 18: 168.

15) Maithel SK, Maloney S, Winston C, et al. Preoperative CA 19-9 and the yield of staging laparoscopy in patients with radiographically resectable pancreatic adenocarcinoma. Ann Surg Oncol. 2008; 15: 3512-20.

16) Schlieman MG, Ho HS, Bold RJ. Utility of tumor markers in determining resectability of pancreatic cancer. Arch Surg. 2003; 138: 951-5; discussion 955-6.

17) Takadate T, Morikawa T, Ishida M, et al. Staging laparoscopy is mandatory for the treatment of pancreatic cancer to avoid missing radiologically negative metastases. Surg Today. 2020. Online ahead of print.

18) Hata S, Sakamoto Y, Yamamoto Y, et al. Prognostic impact of postoperative serum CA 19-9 levels in patients with resectable pancreatic cancer. Ann Surg Oncol. 2012; 19: 636-41.

19) Takagi C, Kikuchi Y, Shirakawa H, et al. Predictive Factors for Elevated Postoperative Carbohydrate Antigen 19-9 Levels in Patients With Resected Pancreatic Cancer. Anticancer Res. 2019; 39: 3177-83.

CQ 2

膵癌腹膜播種の診断法として画像検査を推奨するか？

ステートメント

腹膜播種の診断として画像検査（造影 MDCT，MRI，FDG-PET/CT，EUS）を行うことを提案する。

推奨の強さ：**弱い**　エビデンスの強さ：**C**　合意率：**100%（8/8）**

解説

益 腹膜播種陽性診断率

害 コスト，被爆

　CT による腹膜播種の診断能には限界があり，感度 41-93%，特異度 78-96%と報告されている。なかでも卵巣癌では大腸癌と比較して感度が高い可能性が示されているが[1-4]，膵癌における腹膜播種の診断能については十分には検討されていない。本 CQ では膵癌における腹膜播種の診断法として画像検査が推奨されるかについて検討した。

　対象を膵癌に限定した腹膜播種に対する各種モダリティの診断能を検討した報告はなかったため，種々の悪性腫瘍を含む腹膜播種に対する造影 CT，MRI，FDG-PET/CT の診断能を検討したシステマティックレビュー 1 編について検討した。全体で 22 論文 934 症例（婦人科腫瘍 45.8%，消化器系腫瘍 43.6%，その他 2.2%）が対象とされたが，膵癌の症例数は不明であった。造影 CT に関しては 18 論文が報告されており，これらを統合した腹膜播種の診断能は，感度 83%（95% CI：79-86%），特異度 86%（95% CI：82-89%）で，陽性尤度比 4.37，陰性尤度比 0.20 であった。一方 MRI による腹膜播種の診断能に関しては 186 症例を含む 3 論文で検討され，感度 86%（95% CI：78-93%），特異度 88%（95% CI：83-92%）で，陽性尤度比 6.59，陰性尤度比 0.16 と報告されている。さらに PET-CT と造影 CT の診断能を比較した報告として，6 論文で感度が検討され，PET-CT および造影 CT の感度はそれぞれ 82%（95% CI：75-87%），66%（95% CI：58-73%）で，特異度は 93%（95% CI：95-98%），77%（95% CI：66-86%）と，造影 CT と比較して PET-CT で良好な結果が示されている[5]。

　腹膜切除＋HIPEC が予定された 18 例を対象に術前 64 列 MDCT による腹膜播種の診断能を検討した報告では，組織病理学的所見を腹膜播種の診断の gold standard とした場合，MDCT の全病変における診断能は感度 75%，特異度 92%，陽性的中率 90%，陰性的中率 79%であったが，0.5 cm 未満の小病変に限局すると感度が 43%まで低下することが示されている[6]。ただし本検討の対象は過半数が卵巣癌であったため，解釈には注意が必要である。

　次いで，各種モダリティによる膵癌の遠隔転移の診断能を検討した報告のうち，腹膜播種について言及のあった文献を検討した。

造影 CT に関する文献として，3 名の読影者による 2.5 mm スライスの axial 画像と 6 mm スライスの 3 次元再構築画像における腹膜播種の診断能を比較した報告がある。axial 画像における感度は各読影者でそれぞれ 72%，50%，51%，再構築画像では 69%，42%，48% で，読影者間で不一致を生じ得ること，双方の画像は診断能を補完する可能性があることが示唆された[7]。なお本検討における腹膜播種は CT 所見に基づいて診断されているが，15 mm 以上の比較的大きな結節やびまん性の omental cake 様所見を有する進行した腹膜播種例は除外されている。一方，膵癌 232 例に対する CT/MRI/PET による staging protocol の妥当性について後ろ向きに検討した報告では，各モダリティによる腹膜播種 23 例の指摘率は CT 57%，MRI 22%，PET 26% であった。このなかでは CT の診断能が良好であったと考えられるものの，腹膜播種のうち半数弱の症例は試験開腹により初めて指摘されており，これらの画像モダリティによる腹膜播種診断の限界が示唆されている[8]。さらに MDCT により局所進行例と診断された膵癌を対象に審査腹腔鏡を施行した結果，7-19% に腹膜膜播種が判明したことが報告されており[9, 10]，MDCT による微小腹膜播種の診断には限界があることが示されている。

　腹部 MRI による膵癌の遠隔転移の診断能を評価したメタアナリシスが 3 編報告されている[11-13]。MRI の方が CT よりも血管浸潤や遠隔転移の診断能に優れているという報告もある一方で，同等とする報告もあり，どちらかを優先するべきかについては明確になっていない。腹膜播種の存在診断について言及したものはなく，その診断能は明らかでないが，微小転移巣に対する MRI の診断能は満足のいくものではないこととされている[14]。

　膵癌の病期診断における PET と CT の比較に関して 1 編のメタアナリシスがある[12]。PET の遠隔転移の診断能は感度および特異度はそれぞれ 67%，100% で，CT の感度および特異度 57%，91% と比較して特異度が高く，遠隔転移の診断に有用であると報告されている[12]。しかし MRI 同様，腹膜播種の存在診断について言及したものはなく，その診断能は明らかでない。

　EUS による膵癌の切除可能性に対する診断能を評価したメタアナリシスが 1 編あるが，腹膜播種の診断能については報告されていない[15]。EUS は高い空間分解能を有し，CT と比較して腹水の存在診断能が高く，また EUS-FNA により腹膜播種の質的診断が可能であったという報告も見られるものの[16-18]，比較的侵襲的な検査であることから（偶発症 0.3%）[19]，適応については慎重に検討する必要がある。

明日への提言

　これまでの報告では腹膜播種の診断・定義として，1）審査腹腔鏡あるいは試験開腹による肉眼的および病理組織学的診断，2）腹水細胞診による診断，3）臨床経過を加味した画像診断などが混在している。外科治療の候補となり得る症例以外では腹腔鏡や試験開腹の適応は限定的で，微小な腹膜播種の存在を評価できないことから，診断能が過大評価されている可能性がある。適切にデザインされた研究により腹膜播種に対する画像診断能が検証されることが望まれる。

検索資料・参考にした二次資料

データベース：PubMed　期間：2000-2020　keyword・件数："Pancreatic neoplasms"

[MH] OR "Pancreatic cancer" [tiab] OR "pancreas cancers" [tiab] OR "pancreatic ductal adenocarcinoma" [tiab] OR "pancreas cancer" [tiab] OR "pancreatic carcinoma" [tiab] AND "peritoneal metastasis" [tiab] OR "peritoneal dissemination" [tiab] OR "peritoneal carcinomatosis" [tiab] OR "carcinomatosis" [tiab] AND "Tomography, X-Ray Computed" [mh] OR "CT" [tiab] OR "Magnetic Resonance Imaging" [mh] OR "imaging" [tiab] OR "ultrasonography" [tiab] OR "ultrasonography" [MH] OR "Positron-Emission Tomography" [mh] OR "PET" [tiab] OR LI-RADS [tiab] OR "Endoscopic ultrasound" [tiab] OR "EUS" [tiab]　164件。

※上記164件のレビューおよびハンドサーチの結果，19件の論文を引用文献として採用した。

引用・参考文献

1) Jacquet P, Jelinek JS, Steves MA, et al. Evaluation of computed tomography in patients with peritoneal carcinomatosis. Cancer. 1993; 72: 1631-6.
2) Fultz PJ, Jacobs CV, Hall WJ, et al. Ovarian cancer: comparison of observer performance for four methods of interpreting CT scans. Radiology. 1999; 212: 401-10.
3) Coakley FV, Choi PH, Gougoutas CA, et al. Peritoneal metastases: detection with spiral CT in patients with ovarian cancer. Radiology. 2002; 223: 495-9.
4) de Bree E, Koops W, Kröger R, et al. Peritoneal carcinomatosis from colorectal or appendiceal origin: correlation of preoperative CT with intraoperative findings and evaluation of interobserver agreement. J Surg Oncol. 2004; 86: 64-73.
5) Laghi A, Bellini D, Rengo M, et al. Diagnostic performance of computed tomography and magnetic resonance imaging for detecting peritoneal metastases: systematic review and meta-analysis. Radiol Med. 2017; 122: 1-15.
6) Marin D, Catalano C, Baski M, et al. 64-Section multi-detector row CT in the preoperative diagnosis of peritoneal carcinomatosis: correlation with histopathological findings. Abdom Imaging. 2010; 35: 694-700.
7) Jensen CT, Vicens-Rodriguez RA, Wagner-Bartak NA, et al. Multidetector CT detection of peritoneal metastases: evaluation of sensitivity between standard 2.5 mm axial imaging and maximum-intensity-projection (MIP) reconstructions. Abdom Imaging. 2015; 40: 2167-72.
8) Matsumoto I, Shirakawa S, Shinzeki M, et al. 18-Fluorodeoxyglucose positron emission tomography does not aid in diagnosis of pancreatic ductal adenocarcinoma. Clin Gastroenterol Hepatol. 2013; 11: 712-8.
9) Karabicak I, Satoi S, Yanagimoto H, et al. Risk factors for latent distant organ metastasis detected by staging laparoscopy in patients with radiologically defined locally advanced pancreatic ductal adenocarcinoma. J Hepatobiliary Pancreat Sci. 2016; 23: 750-5.
10) Liu RC, Traverso LW. Diagnostic laparoscopy improves staging of pancreatic cancer deemed locally unresectable by computed tomography. Surg Endosc. 2005; 19: 638-42.
11) Zhang Y, Huang J, Chen M, et al. Preoperative vascular evaluation with computed tomography and magnetic resonance imaging for pancreatic cancer: a meta-analysis. Pancreatology. 2012; 12: 227-33.
12) Treadwell JR, Zafar HM, Mitchell MD, et al. Imaging Tests for the Diagnosis and Staging of Pancreatic Adenocarcinoma: A Meta-Analysis. Pancreas. 2016; 45: 789-95.
13) Bipat S, Phoa SSKS, van Delden OM, et al. Ultrasonography, computed tomography and magnetic resonance imaging for diagnosis and determining resectability of pancreatic adenocarcinoma: a meta-analysis. J Comput Assist Tomogr. 2005; 29: 438-45.
14) Koelblinger C, Ba-Ssalamah A, Goetzinger P, et al. Gadobenate dimeglumine-enhanced 3.0-T MR imaging versus multiphasic 64-detector row CT: prospective evaluation in patients suspected of having pancreatic cancer. Radiology. 2011; 259: 757-66.
15) Nawaz H, Fan CY, Kloke J, et al. Performance characteristics of endoscopic ultrasound in the staging

of pancreatic cancer: a meta-analysis. JOP. 2013; 14: 484-97.

16) Ho JM, Eysselein VE, Stabile BE. The value of endoscopic ultrasonography in predicting resectability and margins of resection for periampullary tumors. Am Surg. 2008; 74: 1026-9.

17) Levy MJ, Abu Dayyeh BK, Fujii LL, et al. Detection of peritoneal carcinomatosis by EUS fine-needle aspiration: impact on staging and resectability (with videos). Gastrointest Endosc. 2015; 81: 1215-24.

18) Alberghina N, Sánchez-Montes C, Tuñón C, et al. Endoscopic ultrasonography can avoid unnecessary laparotomies in patients with pancreatic adenocarcinoma and undetected peritoneal carcinomatosis. Pancreatology. 2017; 17: 858-84.

19) Mortensen MB, Fristrup C, Holm FS, et al. Prospective evaluation of patient tolerability, satisfaction with patient information, and complications in endoscopic ultrasonography. Endoscopy. 2005; 37: 146-53.

CQ **3**

膵癌腹膜播種の診断法として腹腔穿刺を推奨するか？

ステートメント

腹膜播種の診断として，腹腔穿刺を行うことを提案する。

推奨の強さ：**弱い**　エビデンスの強さ：**C**　合意率：**100%**　**(8/8)**

解説

益 腹膜播種陽性診断率

害 手技に伴う合併症

　膵癌では比較的高頻度に腹水を合併し，その予後は極めて不良である[1-3]。腹水貯留の病態生理学的機序として，腹膜播種の腫瘍細胞から産生される血管内皮増殖因子などによる腹膜血管新生や透過性亢進，門脈浸潤や肝転移による門脈圧亢進，腫瘍によるリンパ管閉塞が挙げられている[4]。典型的には，腹膜播種では細胞診陽性かつ滲出性腹水，門脈圧亢進では細胞診陰性かつ漏出性腹水，リンパ管閉塞では細胞診陰性かつ乳び腹水として分類されるが，複合的な要因で生じるケースもある。腹水の存在診断は病歴（腹囲増加，腹部膨満，早期満腹感など）と身体所見（濁音界の移動・波動など）によっても可能であるが，通常1000〜1500 mL以上の腹水貯留がなければ身体所見での検出は困難である[5]。一方，腹部エコーやCT，超音波内視鏡では50-100 mL程度の腹水貯留も検出可能で，高い腹水診断能を有する[6-9]。本CQでは膵癌腹膜播種の診断における腹腔穿刺の有用性について検討した。

　Alberghinaらは膵癌136例を対象に腹水と腹膜播種の関連性について報告した。27例（20%）がEUSで腹水を認め，このうち8例（29.6%）が細胞診陽性と診断された。EUSで指摘された腹水の腹膜播種に対する診断能は，感度67%，特異度85%，陽性的中率30%，陰性的中率96%，正診率83%で，腹膜播種の独立した予測因子であったとしている[10]。またHicksらによると診断時あるいは経過中に腹水を生じた膵癌62例のうち36例（58%）で細胞診陽性が判明し，顕微鏡的腹膜播種と診断されたことが報告されている[11]。さらに膵癌を含む消化器悪性腫瘍629例に対するEUSを用いたstagingの検討では，25例に腹水を認め，EUSガイド下腹腔穿刺により16名（64%）で腹水細胞診陽性（顕微鏡的腹膜播種）を検出したことが報告されている。すなわち腹腔穿刺による腹膜播種の診断能は感度94%，特異度100%，陽性的中率100%，陰性的中率89%であり，高い正診率が示されている[9]。近年ではEUSガイド下生検による腹膜結節（肉眼的腹膜播種）に対する病理組織学的診断が可能であったというケースシリーズが報告されており[12-14]，今後の展開が期待される。

　腹水に対する経腹壁的エコーガイド下穿刺あるいはEUSガイド下穿刺では出血・感染などの偶発症が1-4%程度の頻度で生じるが，いずれも重篤なものはなく比較的安全な手

技とされている[15, 16)]。腹腔穿刺は細胞診だけでなく性状の評価により，成因の同定および治療方針決定に寄与する可能性がある。また大量腹水貯留例では診断だけでなく，症状緩和に寄与する場合もあり，積極的に腹腔穿刺を考慮すべきと考えられる。

▨ 明日への提言

腹水貯留例における細胞診陽性は腹膜播種の存在を示唆するものと考えられている。しかし顕微鏡的腹膜播種（腹腔洗浄細胞診陽性あるいは腹水細胞診陽性；CY＋）と肉眼的腹膜播種（P＋）が区別されていることを考慮すると，腹水細胞診陽性は必ずしも腹膜播種結節の存在と同義ではない可能性がある。一方で膵癌では手術対象にならない症例も多いため，外科的な腹膜播種の検索を腹膜播種診断の gold standard とすることに限界があるのも事実である。そのため，特に非切除例では顕微鏡的および肉眼的腹膜播種の関連性については明らかになっておらず，今後の検討課題である。

▨ 検索資料・参考にした二次資料

データベース：PubMed　期間：1970-2020　keyword・件数："Pancreatic neoplasms" [MH] OR "Pancreatic cancer" [tiab] OR "pancreas cancers" [tiab] OR "pancreatic ductal adenocarcinoma" [tiab] OR "pancreas cancer" [tiab] OR "pancreatic carcinoma" [tiab] AND "peritoneal metastasis" [tiab] OR "peritoneal dissemination" [tiab] OR "peritoneal carcinomatosis" [tiab] OR "carcinomatosis" [tiab] OR "malignant ascites" [tiab] OR "ascites" [tiab] AND "Paracentesis" [tiab] OR "puncture" [tiab] OR "drainage" [tiab] OR "US" [tiab] OR "EUS" [tiab]　80 件。

※上記 80 件のレビューおよびハンドサーチの結果，16 件の論文を引用文献として採用した。

引用・参考文献

1) DeWitt J, Yu M, Al-Haddad MA, et al. Survival in patients with pancreatic cancer after the diagnosis of malignant ascites or liver metastases by EUS-FNA. Gastrointest Endosc. 2010; 71: 260-5.
2) Takahara N, Isayama H, Nakai Y, et al. Pancreatic cancer with malignant ascites: clinical features and outcomes. Pancreas. 2015; 44: 380-5.
3) Baretti M, Pulluri B, Tsai HL, et al. The Significance of Ascites in Patients With Pancreatic Ductal Adenocarcinoma: A Case-Control Study. Pancreas. 2019; 48: 585-9.
4) Garrison RN, Galloway RH, Heuser LS. Mechanisms of malignant ascites production. J Surg Res. 1987; 42: 126-32.
5) Cattau Jr. EL , Benjamin SB, Knuff TE, et al. The accuracy of the physical examination in the diagnosis of suspected ascites. JAMA. 1982; 247: 1164-6.
6) Goldberg BB, Goodman GA, Clearfield HR. Evaluation of ascites by ultrasound. Radiology. 1970; 96: 15-22.
7) Thoeni RF. The role of imaging in patients with ascites. AJR Am J Roentgenol. 1995; 165: 16-8.
8) Nguyen PT, Chang KJ. EUS in the detection of ascites and EUS-guided paracentesis. Gastrointest Endosc. 2001; 54: 336-9.
9) Kaushik N, Khalid A, Brody D, et al. EUS-guided paracentesis for the diagnosis of malignant ascites. Gastrointest Endosc. 2006; 64: 908-13.
10) Alberghina N, Sánchez-Montes C, Tuñón C, et al. Endoscopic ultrasonography can avoid unnecessary laparotomies in patients with pancreatic adenocarcinoma and undetected peritoneal carcinomatosis.

Pancreatology. 2017; 17: 858-84.

11）Hicks AM, Chou J, Capanu M, et al. Pancreas Adenocarcinoma: Ascites, Clinical Manifestations, and Management Implications. Clin Colorectal Cancer. 2016; 15: 360-8.

12）Rana SS, Bhasin DK, Srinivasan R, et al. Endoscopic ultrasound-guided fine needle aspiration of peritoneal nodules in patients with ascites of unknown cause. Endoscopy. 2011; 43: 1010-3.

13）Peter S, Eltoum I, Eloubeidi MA. EUS-guided FNA of peritoneal carcinomatosis in patients with unknown primary malignancy. Gastrointest Endosc. 2009; 70: 1266-70.

14）Rana SS, Bhasin DK, Gupta R, et al. EUS-guided FNA of peritoneal carcinomatosis. Gastrointest Endosc. 2011; 73: 188-9.

15）Becker G, Galandi D, Blum HE. Malignant ascites: systematic review and guideline for treatment. Eur J Cancer. 2006; 42: 589-97.

16）DeWitt J, LeBlanc J, McHenry L, et al. Endoscopic ultrasound-guided fine-needle aspiration of ascites. Clin Gastroenterol Hepatol. 2007; 5: 609-15.

CQ 4

腹膜播種が疑われる膵癌に対して，審査腹腔鏡を推奨するか？

ステートメント

審査腹腔鏡は画像検査では評価が困難な腹膜播種の診断に有用であり，手術を企図するが腹膜播種が否定できない場合，適切な患者選択を行ったうえで審査腹腔鏡を行うことを提案する。

推奨の強さ：**弱い**　エビデンスの強さ：**C**　合意率：**88%（7/8）**

解説

益 試験開腹の回避
害 侵襲的診断，コスト

1. 術前，膵癌の画像診断で腹膜播種を診断できないことも多く，審査腹腔鏡は腹膜播種の診断に有用である。

　腹水が貯留するような進行した状態となるまでは，膵癌においても腹膜播種は微小な病変であることが多く，腹部超音波検査，造影 CT 検査，MRI 検査，超音波内視鏡（EUS），ポジトロン断層法（PET）など画像診断における感度は不良である。その結果，切除を企図した膵癌症例において開腹時に腹膜播種が診断され試験開腹となることも少なくない。一方，審査腹腔鏡は全身麻酔が必要であり一定の侵襲を伴うものの，腹膜播種診断において感度，正診率共に他の検査モダリティと比較して高い有用性が報告されている。

2. 審査腹腔鏡による遠隔転移の診断率，偽陰性症例の存在（メタアナリシスによる解析）

　審査腹腔鏡による遠隔転移診断について，3編のメタアナリシスが存在する。Cochrane による 2016 年の膵癌または乳頭部癌に対する試験 16 編，1,146 例を対象としたもの[1]，Ta R らによる 2018 年の切除可能膵癌および局所進行膵癌に対する試験 15 編，1,998 例を対象としたもの[2]，Hariharan D らによる 2010 年の 29 編の研究を解析した膵癌，下部胆管癌患者 3,305 例からなるもの[3] である。これらの解析では，画像検査で切除可能と診断された症例のうち，それぞれ 21％，20％（局所進行膵癌では 36％），25％が審査腹腔鏡にて切除不能と診断された。逆に審査腹腔鏡を受けた症例の中で，開腹時に切除不能病変と診断された割合は 18％，5％，14.4％であった。

3. 審査腹腔鏡による腹膜播種の診断率，偽陰性症例の存在，局所進行，切除境界域，切除可能症例それぞれでの播種陽性率（後ろ向き研究）

　膵癌の病期診断に対する審査腹腔鏡の意義について調査した後ろ向きコホート研究の中で腹膜播種に関して検討を加えている 9 編を**表2**にまとめた[4-12]。膵癌に対し審査腹腔鏡を行うことにより腹膜播種（CY 陽性を含む）が 2.2-49.1％の症例で診断されている。しか

表1　審査腹腔鏡を施行した膵癌症例のメタアナリシス

報告者	年	試験数	対象	症例数	審査腹腔鏡により切除不能と診断された割合	開腹手術時切除不能病変と診断された割合	合併症率	死亡率
Allen VB et al.[1]	2016	16	膵癌または乳頭部癌	1,146	21%（膵癌症例）	18%（膵癌症例）	記載なし	記載なし
Ta R, et al.[2]	2018	15	切除可能/局所進行膵癌	切除可能膵癌：1,756　局所進行膵癌：242	20%（350例）36%（86例）	5%（1,406例中64例）	記載なし	記載なし
Hariharan D et al.[3]	2010	29	膵癌または下部胆管癌	膵癌：2,827（下部胆管癌：478）	25.0%（膵癌症例708例）	14.4%（膵癌症例407例）	0.45%（15例, 膵癌, 下部胆管癌合わせて）	0.03%（1例, 膵癌, 下部胆管癌合わせて）

表2　審査腹腔鏡を施行した膵癌症例の後ろ向き研究の中での腹膜播種に関する解析

報告者	年	対象	症例数	腹膜播種（肝転移症例含む）	細胞診陽性	開腹手術時切除不能病変と診断された割合
Satoi S, et al.[4]	2016	局所進行	67例	23.9%（16例）	23.9%（16例）	—
Clark CJ et al.[5]	2010	局所進行	202例	3%（5例）	20%（41例）	—
Morak MJM et al.[6]	2009	局所進行	68例	3%（2例）	21%（14例）	—
Shoup M et al.[7]	2004	局所進行	100例	7%（7例）	12%（12例）	—
Contreras CM, et al.[8]	2009	局所進行/切除可能	局所進行：33例	21%（7例）	—	
			切除可能：25例	8%（2例）	—	12%（遠隔転移3例）
Schnelldorfer T, et al.[9]	2014	Stage I-III	136例	2.2%（3例）	—	88.8%（12例）
Suker M, et al.[10]	2019	切除可能境界	91例	12.1%（11例）	—	術前治療実施のため評価できず
Peng JS, et al.[11]	2017	切除可能境界	75例	—	4%（3例）	術前治療実施のため評価できず
Takadate T, et al.[12]	2020	切除可能－局所進行	切除可能：42例	0%（0例）	24%（10例）	5.4%（74例中,遠隔転移4例。他,審査腹腔鏡施行後,開腹手術前に局所進行した症例が4例,遠隔転移出現例が8例）
			切除可能境界：49例	6%（3例）	22%（11例）	
			局所進行：55例	11%（6例）	38%（21例）	

3章

膵癌

atic Cancer Is High Yield: an Analysis of Outcomes and Costs. J Gastrointest Surg. 2017; 21: 1420-7.

12) Takadate T, Morikawa T, Ishida M, et al. Staging laparoscopy is mandatory for the treatment of pancreatic cancer to avoid missing radiologically negative metastases. Surg Today. 2021; 51: 686-94.

13) De Rosa A, Cameron IC, Gomez D. Indications for staging laparoscopy in pancreatic cancer. HPB (Oxford). 2016; 18: 13-20.

14) Karabicak I, Satoi S, Yanagimoto H, et al. Risk factors for latent distant organ metastasis detected by staging laparoscopy in patients with radiologically defined locally advanced pancreatic ductal adenocarcinoma. J Hepatobiliary Pancreat Sci. 2016; 23: 750-5.

CQ 5

腹膜播種を有する膵癌に対して全身化学療法を推奨するか？

ステートメント

腹膜播種は悪性腹水，水腎症や消化管閉塞など患者の容態を急速に悪化させる合併症を伴いやすく，患者の状態を十分に勘案したうえで適切な全身化学療法を行うことを推奨する。

推奨の強さ：**強い**　エビデンスの確実性（強さ）：**B（中）**　合意率：**75%（6/8）**

3 章

膵癌

解説

益 生存期間の延長，症状の緩和
害 有害事象

切除不能進行膵癌において腹膜播種は肝転移に次いで頻度の高い遠隔転移であり，予後不良な病態である（「はじめに」p.74 参照）。胃癌においては，肉眼的腹膜播種を有する患者を対象とした全身的化学療法の臨床試験が複数報告されているが（胃癌 p.32，CQ8 参照），膵癌において同様な試験は認めない。現状の切除不能進行膵癌に対する標準的な全身化学療法として，FOLFIRINOX 療法[1]，gemcitabine＋nab-paclitaxel 併用療法[2]，ゲムシタビン塩酸塩単独療法[3]，S-1 単独療法[3]，ゲムシタビン塩酸塩＋エルロチニブ塩酸塩併用療法[4] が推奨されており，既に本邦の保険診療として認められている治療である。いずれの臨床試験においても肉眼的腹膜播種の存在自体が除外基準に抵触するわけでなく，適格性に問題がなければ他部位の遠隔転移を有する膵癌と同様に治療が行われる。なお，FOLFIRINOX 療法を検証した試験[1] では 19.1％に，gemcitabine＋nab-paclitaxel 併用療法[2] では 3％に腹膜播種を有する症例が登録されている。本邦の切除不能または再発膵癌に対する FOLFIRINOX 療法における観察研究では 399 例中 49 例（12.3％）に腹膜播種を認め，全体として有効で耐容な治療と結論している[5]。

その一方で，腹膜播種を有する膵癌の予後は不良とされ，生存期間中央値は 6 週との報告もある[6]。Sasaki らの単一施設 303 例の検討では，75 例（24.8％）に腹膜播種を認め，多変量解析で CA19-9 高値，肝転移とともに予後不良因子とされている[7]。また，腹膜播種には難治性腹水や腸管狭窄・閉塞，尿管狭窄・閉塞などの合併症を伴いやすく，多量の腹水や腸閉塞を認める患者に対してイリノテカンの投与は禁忌とされている。日常臨床では CT 所見で骨盤腔か上腹部の何れかに限局する中等量以下の腹水を有する患者には通常の治療が行われているが，骨盤腔から上腹部まで連続する多量の腹水を有する膵癌患者に対しての安全性は確立しておらず，慎重な判断が求められる。

腹膜播種を対象とした臨床研究として，Takahara ら[8] は悪性腹水を有する膵癌患者 494 例を後方視的に解析し，PS 0-2 の症例において全身化学療法を受けた 21 例では BSC 35 例と比較して有意な生存期間の延長を認めたと報告し（124 vs. 50 日，p＜0.01），適切な患者選択が重要と結論している。Bonnet ら[9] は腹膜播種を伴う 48 例を後方視的に解析し，

FOLFIRINOX 療法を受けた 36 例の生存期間中央値は 13.17 カ月と良好な成績を報告している。したがって，腹膜播種を有していても全身化学療法に耐容であれば，一定の治療効果を期待できると考える。

さらに，昨今の膵癌に対する全身化学療法の治療成績が向上するに伴い，切除不能膵癌が切除可能となった Conversion Surgery 例の良好な治療成績が報告されている[10]。症例報告レベルではあるが，腹膜播種例においても全身化学療法で手術可能となり，長期に生存した例が散見されるようになった[11-13]。

以上より，腹膜播種は腹水，消化管閉塞や水腎症など患者の容態を急速に悪化させる合併症を伴いやすく，全身化学療法を行うときには細心の注意が必要ではあるが，患者の状態を十分に勘案したうえで適切な全身化学療法を行うことを推奨する。

明日への提言

腹膜播種を伴う膵癌に対する全身化学療法を前向きに検証した臨床試験は本邦のみならず世界においても存在しない。腹膜播種には全身化学療法の薬剤が到達しにくく合併症が多いなど，他の遠隔転移とは様相を異にしている。腹膜播種を伴う膵癌に対する最適な治療方法を構築するためには，同病態を対象とした臨床試験による検証が必要である。

検索資料・参考にした二次資料

データベース：PubMed　期間：2000-2020　keyword・件数：#1 pancreatic cancer or pancreatic carcinoma：111,476 編 #2 peritoneal metastasis or peritoneal carcinomatosa or malignant ascites：36,768 編 #3 FOLFIRINOX or gemcitabine or nab-paclitaxel or S-1 or erlotinib：92,035 編 #1 and #2 and #3 and from 2000-2020：159 件。

上記 159 件のレビューおよびハンドサーチの結果，9 件の論文を引用文献として採用した。文献 1-4 は膵癌に対する標準的な全身化学療法として追加した。

引用・参考文献

1) Conroy T, Desseigne F, Ychou M, et al.; Groupe Tumeurs Digestives of Unicancer; PRODIGE Inter-group. FOLFIRINOX versus gemcitabine for metastatic pancreatic cancer. N Engl J Med. 2011; 364: 1817-25.

2) Von Hoff DD, Ervin T, Arena FP, et al. Increased survival in pancreatic cancer with nab-paclitaxel plus gemcitabine. N Engl J Med. 2013; 369: 1691-703.

3) Ueno H, Ioka T, Tanaka M, et al. Randomized phase III study of gemcitabine plus S-1, S-1 alone, or gemcitabine alone in patients with locally advanced and metastatic pancreatic cancer in Japan and Taiwan: GEST study. J Clin Oncol. 2013; 31: 1640-8.

4) Moore MJ, Goldstein D, Hamm J, et al.; National Cancer Institute of Canada Clinical Trials Group. Erlotinib plus gemcitabine compared with gemcitabine alone in patients with advanced pancreatic cancer: a phase III trial of the National Cancer Institute of Canada Clinical Trials Group. J Clin Oncol. 2007; 25: 1960-6.

5) Todaka A, Mizuno N, Ozaka M, et al. Nationwide Multicenter Observational Study of FOLFIRINOX Chemotherapy in 399 Patients With Unresectable or Recurrent Pancreatic Cancer in Japan. Pancreas. 2018; 47: 631-6.

6) Thomassen I, Lemmens VEPP, Nienhuijs SW, et al. Incidence, prognosis, and possible treatment strategies of peritoneal carcinomatosis of pancreatic origin: a population-based study. Pancreas. 2013; 42: 72-5.

7) Sasaki T, Kanata R, Yamada I, et al. Improvement of Treatment Outcomes for Metastatic Pancreatic Cancer: A Real-world Data Analysis. In Vivo. 2019; 33: 271-6.

8) Takahara N, Isayama H, Nakai Y, et al. Pancreatic cancer with malignant ascites: clinical features and outcomes. Pancreas. 2015; 44: 380-5.

9) Bonnet E, Mastier C, Lardy-Cléaud A, et al. FOLFIRINOX in patients with peritoneal carcinomatosis from pancreatic adenocarcinoma: a retrospective study. Curr Oncol. 2019; 26: e466-e72.

10) Satoi S, Yamaue H, Kato K, et al. Role of adjuvant surgery for patients with initially unresectable pancreatic cancer with a long-term favorable response to non-surgical anti-cancer treatments: results of a project study for pancreatic surgery by the Japanese Society of Hepato-Biliary-Pancreatic Surgery. J Hepatobiliary Pancreat Sci. 2013; 20: 590-600.

11) Ichikawa Y, Yamada D, Eguchi H, et al. [A Case Report of Curative Surgery for Pancreatic Ductal Adenocarcinoma with Peritoneal Dissemination after Gemcitabine Chemotherapy][Article in Japanese]. Gan To Kagaku Ryoho. 2017; 44: 2014-6.

12) Kobayashi Y, Maeda S, Hama N, et al. Successful conversion surgery for unresectable pancreatic cancer with peritoneal metastases after neoadjuvant albumin-bound paclitaxel and gemcitabine chemotherapy: case report and literature review. Int Cancer Conf J. 2017; 7: 20-5.

13) Yoshii H, Izumi H, Abe R, et al. GEM + nab-PTX Therapy for Pancreatic Body Cancer cStage IVb for Conversion Surgery: A Case Report. Tokai J Exp Clin Med. 2019; 44: 85-9.

CQ 6

腹膜転移を有する膵癌に対する腹腔内化学療法を推奨するか？

ステートメント

全身状態良好で，腹水貯留が大量でない症例では腹腔内化学療法を提案する（保険適用外）。

推奨の強さ：**弱い**　エビデンスの強さ：**C**　合意率：**100%（8/8）**

解説

益 腹膜播種の制御，生存期間の延長
害 有害事象，腹腔ポート関連合併症

　腹膜播種の多くは癌性腹水を伴い，末期に認められるが，比較的早期よりも認められる症例もある。前者は他の転移巣を有し，多くは中等量以上の腹水により患者 QOL は低下し，化学療法の効果は限定的で予後は不良である。中等量以上に貯留した腹水は，腹満感，腹痛，摂食不良を引き起こし，頻回の腹腔穿刺を要する。一方，後者は主には切除を企図し，手術時或いは術前の審査腹腔鏡で腹膜播種が認められる症例であり，腹水は認めないかごく少量である。この 2 群を完全に分けるのは，実臨床では困難ではあるが，他の転移巣の有無，腹水の量，QOL，PS，栄養状態などには大きな隔たりがある。

　Takahara らの報告では，進行した腹膜播種例で悪性腹水のみを有する症例と，他の転移巣があって後に悪性腹水が出現した症例では，全身化学療法導入率（57% vs. 17%，p＜0.01），生存期間中央値（115 vs. 42 日，p＜0.01）ともに差があるという結果であった[1]。全身化学療法導入例の生存期間中央値は 124 日と不良であり，有効な治療の開発が必要である。

　膵癌に対する腹腔内化学療法は，当初胃癌と同様の S-1 全身投与＋パクリタキセルの全身・腹腔内投与レジメンで施行された。Takahara らは悪性腹水を有する進行した膵癌で，二次化学療法以降であるが比較的 PS の良い症例に対して S-1 全身投与＋パクリタキセルの全身・腹腔内投与を施行し，Progression free survival（PFS）中央値が 2.8 カ月，生存期間中央値が 4.8 カ月であり，比較的良好であったと報告した[2]。また，生存期間に関与する因子解析では，肝転移，大量腹水，PS 不良（2 以上）が抽出された。一方，Satoi らは単施設の報告で，審査腹腔鏡または開腹にて診断された腹膜播種症例に対し，Gemcitabine または S-1 ベースの全身化学療法例と，S-1 全身投与＋パクリタキセルの全身・腹腔内投与治療例を比較し，生存期間中央値は約 10 カ月と約 20 カ月であり，有意な延長を認めた[3]。また，Satoi らは多施設共同研究で，腹膜播種のみで他の遠隔転移がない Resectable，Borderline resectable，Locally advanced 症例に対しての一次化学療法として同治療の効果を確認し，33 例で奏効率 33% で，生存期間中央値 16.3 カ月，8 例（24.2%）に Conversion Surgery を施行しその生存期間中央値は 27.8 カ月であった[4]。

　最近の報告では，Gemcitabine＋nab-paclitaxel に腹腔内 paclitaxel 投与を加えた治療法

が検討されており，Takahara らは腹膜播種を有する PS0 または 1 の膵癌非切除 12 例に対する一次化学療法として同療法の第 I 相試験を施行し容量を決定したが，その際の PFS は 4.8 カ月とこれまでの試験と比較して良好であると報告した[5]。この臨床試験では大量腹水を有する症例は登録されていない。一方，Yamada らは腹膜播種の他に遠隔転移を有さない膵癌に対して同治療法を第 I/II 相試験として施行した。46 例を登録し，生存期間中央値 14.5 カ月，Conversion Surgery 17.4%と良好な結果を報告している[6]。

全身＋腹腔内化学療法では，腹膜播種の他に転移巣を有さず，腹水は認めないか少量の全身状態の良好な症例であれば有効な治療法となり得ることが示された。一方，他の転移巣を有し，全身状態が非常に良好ではない症例に対しての治療効果は限定的であることが示されている。

益と害のバランスでは，化学療法の効果により腹水減少し，生存期間延長も見込めることで，患者にはメリットがあると考えられる。しかし，化学療法の副作用の他に，腹腔へのカテーテル留置による患者への侵襲と医療者への負担があるため，バランスを考えるうえでは，明確な治療効果を検証することが必要と考えられる。

また，腹腔内化学療法は保険適用外治療ではあるが先進医療として施行されており，保険適用を目指した治療開発の途上であるが，登録基準に合致した症例であれば参加施設で治療が可能である。また，コスト評価は検討されていないので，今後の課題である。

▨ 明日への提言

・文献的には大まかに治療対象群が 2 つあり，これらを分ける基準がないため，腹膜播種の病期分類を作成する必要がある。
・標準治療（全身化学療法）との比較試験により，腹腔内化学療法の併用による上乗せ効果を検証すべきと考えられる。
・併用すべき全身化学療法のレジメンについても検討が必要である。

▨ 検索資料・参考にした二次資料

データベース：PubMed　期間：1968-2020　keyword・件数：＜一次検索＞ pancreatic cancer, peritoneal metastasis, intraperitoneal chemotherapy "pancreatic cancer" or "pancreatic neoplasms" "intraperitoneal" or "intraperitoneally" "chemotherapy" or "chemotherapy's" or "drug therapy" or "chemotherapies" "peritoneal" or "peritoneally" or "peritoneum" or "peritonism" or "peritonitis" "metastasis" or "metastasi" or "neoplasm metastasis" 48 件

＜二次検索＞PIPAC を除外，膵癌腹腔内化学療法に限定：6 件

引用・参考文献

1) Takahara N, Isayama H, Nakai Y, et al. Pancreatic cancer with malignant ascites: clinical features and outcomes. Pancreas. 2015; 44: 380-5.
2) Takahara N, Isayama H, Nakai Y, et al. Intravenous and intraperitoneal paclitaxel with S-1 for treatment of refractory pancreatic cancer with malignant ascites. Invest New Drugs. 2016; 34: 636-42.
3) Satoi S, Yanagimoto H, Yamamoto T, et al. Survival benefit of intravenous and intraperitoneal pacli-

taxel with S-1 in pancreatic ductal adenocarcinoma patients with peritoneal metastasis: a retrospective study in a single institution. J Hepatobiliary Pancreat Sci. 2017; 24: 289-96.

4) Satoi S, Fujii T, Yanagimoto H, et al. Multicenter Phase II Study of Intravenous and Intraperitoneal Paclitaxel With S-1 for Pancreatic Ductal Adenocarcinoma Patients With Peritoneal Metastasis. Ann Surg. 2017; 265: 397-401.

5) Takahara N, Nakai Y, Ishigami H, et al. A phase I study of intraperitoneal paclitaxel combined with gemcitabine plus nab-paclitaxel for pancreatic cancer with peritoneal metastasis. Invest New Drugs. 2021; 39: 175-81.

6) Yamada S, Fujii T, Yamamoto T, et al. Phase I/II study of adding intraperitoneal paclitaxel in patients with pancreatic cancer and peritoneal metastasis. Br J Surg. 2020; 107: 1811-7.

CQ 7

腹膜播種を有する膵癌に対して減量手術＋腹腔内温熱化学療法を推奨するか？

ステートメント

腹膜播種を有する膵癌に対して減量手術＋腹腔内温熱化学療法については，行わないことを提案する。

推奨の強さ：**弱い**　エビデンスの強さ：**D**　合意率：**100%（8/8）**

解説

益 生存期間の延長や QOL 向上における明らかなエビデンスは存在しない。

害 周術期合併症，治療関連死亡

　膵癌腹膜播種に対して腫瘍減量手術（cytoreductive surgery）と腹腔内温熱化学療法（hyperthermic intraperitoneal chemotherapy：HIPEC）を施行した臨床試験は行われておらず，症例報告と症例集積研究が報告されているのみである[1-3]。いずれも 8 例以下の少数症例の報告であり，HIPEC に用いられた薬剤はシスプラチン，5-FU，ゲムシタビン，マイトマイシン C と様々であることから，有効性について論じることはできない。安全性については，Faruma らは膵癌腹膜播種 7 症例を含む 18 症例の症例集積研究において，周術期合併症率 55.6%，治療関連死亡率 5.6% と報告している[1]。また，Tentes らの症例集積研究においては，8 症例中 2 例の治療関連死亡を報告している[2]。

　実際に本療法を施行している医療機関は海外においても限定されており，本治療法が普及していない本邦においては一般の医療機関で実施することは困難である。

　以上より，腹膜播種を有する膵癌に対して減量手術＋腹腔内温熱化学療法については，有効性に明確なエビデンスが存在せず，この治療法が普及していない本邦においては安全性が保てないことから，行わないことを提案する。

明日への提言

　減量手術＋腹腔内温熱化学療法は，大腸癌や胃癌の腹膜播種においては多くの臨床試験が行われているが，膵癌の腹膜播種においては有効性，安全性ともにエビデンスが乏しいのが現状である。より悪性度が高いと考えられる膵癌腹膜播種に対する手術，全身化学療法，腹腔内局所療法を組み合わせた集学的治療についての新たなエビデンスの創出が必要とされる。

検索資料・参考にした二次資料

　データベース：PubMed　期間：2000-2020　keyword・件数：pancreatic cancer, peritoneal metastasis, HIPEC　結果：9 件，pancreatic cancer, peritoneal carcinomatosis, HIPEC　結果：49 件，pancreatic adenocarcinoma, peritoneal metastasis, HIPEC　結

果：3 件，pancreatic adenocarcinoma，peritoneal carcinomatosis，HIPEC　結果：16 件。本 CQ に関連ありと判断されたものは 3 件。

引用・参考文献

1）Farma JM, Pingpank JF, Libutti SK, et al. Limited survival in patients with carcinomatosis from foregut malignancies after cytoreduction and continuous hyperthermic peritoneal perfusion. J Gastrointest Surg. 2005; 9: 1346-53.

2）Tentes AA, Pallas N, Karamveri C, et al. Cytoreduction and HIPEC for peritoneal carcinomatosis of pancreatic cancer. J BUON. 2018; 23: 482-7.

3）Lin SD, Soucisse ML, Lansom J, et al. Cytoreductive surgery and hyperthermic intraperitoneal chemotherapy in a patient with peritoneal carcinomatosis from a pancreatic cystadenocarcinoma: A case report. Int J Surg Case Rep. 2019; 63: 48-52.

CQ **8**

集学的治療で治療効果が得られた腹膜播種を有する膵癌に対して原発巣切除（Conversion Surgery）を推奨するか？

ステートメント

集学的治療により腹膜播種が消失した膵癌症例に対して原発巣切除（Conversion Surgery）を行うことを提案する。

推奨の強さ：**弱い**　エビデンスの強さ：**C**　合意率：**100％（8/8）**

解説

益 生存期間の延長
害 手術侵襲，術後合併症

　膵癌全体の5年生存率は現在でも5％以下であるが，なかでも腹膜播種を有する膵癌の予後は極めて不良であり，そのMSTは7カ月程度と報告されている[1]。また，Tsuchidaらは日本膵臓学会の膵癌登録解析を基に，切除可能膵癌であっても術中洗浄細胞診陽性症例は陰性症例と比較し予後不良であるとの報告を行っている（MST：17.5カ月 vs. 29.4カ月，p＜0.001)[2]。近年の化学療法の進歩により，腹膜播種を有する膵癌に対しても集学的治療で治療効果が得られた後の原発巣切除（Conversion Surgery）が治療選択の1つとして挙げられるようになっている。しかしながら，現状でその適応や至適時期に関するコンセンサスは得られていない。

　腹膜播種を有する膵癌に対するConversion Surgeryの治療成績を検討した報告は少ない。Satoiらは腹膜播種を有する膵癌に対し腹腔内および経静脈内パクリタキセル投与とS-1内服併用による集学的治療に関する多施設共同第II相試験において，腹膜播種を有する33名のMSTは16.3カ月であったのに対して，Conversion Surgeryを施行した8名のMSTは27.8カ月と有意に予後を改善したと報告している（p＝0.0062)[3]。また，Satoiらは単施設の後方視的研究の報告において47名の腹膜播種を有する膵癌患者に対する同治療とそれ以外の集学的治療の治療成績を比較し，Conversion Surgeryを施行した両群合計8名の予後が改善したと述べている[4]。MSTは腹腔内および経静脈内パクリタキセル投与とS-1内服併用群でConversion Surgery群 vs. 非切除群＝27.8カ月：14.2カ月（p＜0.05），その他の集学的治療群ではConversion Surgery群 vs. 非切除群＝非到達：9カ月（p＜0.05）であった。Yamadaらは腹膜播種を有する膵癌に対し腹腔内パクリタキセル投与と経静脈内gemcitabine＋nab-paclitaxel投与併用による集学的治療に関する多施設共同第I/II相試験において，46名中8名にConversion Surgeryを施行し非切除群に比し予後良好であったと述べている（MST：切除群 vs. 非切除群＝非到達 vs. 12.4カ月，p＝0.004)[5]。その他の報告として，腹膜播種を有する膵癌に対してConversion Surgeryにより長期生存が

得られている症例報告も散見される[6-8]。集学的治療はFOLFIRINOX療法，gemcitabine＋nab-paclitaxel，ゲムシタビン塩酸塩＋S-1など様々な化学療法を施行しており，手術内容も他臓器合併切除，腹腔動脈合併切除など定型的膵切除以外の治療法が選択されていた。

Conversion Surgeryの適応に関する明確なエビデンスは現在のところ存在しない。Satoiらや Yamada らの報告では，腹膜播種の消失や腹腔洗浄細胞診の陰性化に加えて，原発巣の縮小や腫瘍マーカーの減少など総合的に判断したうえで Conversion Surgery が行われていた[3-5]。これらの報告では，腹膜播種の消失および腹腔洗浄細胞診の陰性を審査腹腔鏡で確認しており，Conversion Surgery を企図した時点での審査腹腔鏡が有用と考えられる。その他に主要臓器機能が保持されるか，PS が維持されているかなどが考慮されるが，症例適応性については今後の検証が必要である。

集学的治療で治療効果が得られた腹膜播種を有する膵癌に対して原発巣切除に伴う安全性に関してはまとまった報告はなく，したがって益と害のバランスを検討し得るエビデンスは存在しない。しかし，これまでの報告では Conversion Surgery において主要血管合併切除，血行再建を要する症例が多く，定型手術以上に周術期合併症に対する検討が必要と考えられる。患者の価値観・希望について記載のある報告もない。コスト評価についても，腹腔内投与化学療法の報告が多く現状ではすべて保険適用範囲内の治療ではないため，集学的治療内容についての検証が必要である。

以上の検討により集学的治療により治療効果が得られた膵癌における Conversion Surgery は一定の予後延長効果が期待されることから治療として許容され得るものの，その明確な基準については明言し得ず，今後の課題である。

明日への提言

これまでの報告は単施設あるいは多施設による腹腔内投与を併施した研究が中心であり，集学的治療の内容自体の検証が必要である。また，治療内容の特殊性から Conversion Surgery に関する RCT を組むことも困難である。今後の大規模研究の結果が待たれるところである。

検索資料・参考にした二次資料

データベース：PubMed，医中誌　期間：2000-2020　keyword・件数：#1「pancreatic cancer」or「pancreatic adenocarcinoma」 #2「peritoneal metastasis」or「peritoneal dissemination」 #3「pancreatectomy」or「pancreatic surgery」or「pancreatic resection」or「pancreatoduodenectomy」or「conversion surgery」or「post downstaging surgery」 #4「multisdisciplinary treatment」or「multidisciplinary therapy」or「chemotherapy」適切論文ダウンロード115本。評価シート使用による1次絞り込み　5件，評価シート使用による2次絞り込み　7件（＋1件）　合計8件。

引用・参考文献

1) Satoi S, Yanagimoto H, Yamamoto T, et al. A clinical role of staging laparoscopy in patients with radiographically defined locally advanced pancreatic ductal adenocarcinoma. World J Surg Oncol. 2016;

14: 14.

2) Tsuchida H, Fujii T, Mizuma M, et al.; Committee of Clinical Research, Japan Pancreas Society. Prognostic importance of peritoneal washing cytology in patients with otherwise resectable pancreatic ductal adenocarcinoma who underwent pancreatectomy: A nationwide, cancer registry-based study from the Japan Pancreas Society. Surgery. 2019; 166: 997-1003.

3) Satoi S, Fujii T, Yanagimoto H, et al. Multicenter Phase II Study of Intravenous and Intraperitoneal Paclitaxel With S-1 for Pancreatic Ductal Adenocarcinoma Patients With Peritoneal Metastasis. Ann Surg. 2017; 265: 397-401.

4) Satoi S, Yanagimoto H, Yamamoto T, et al. Survival benefit of intravenous and intraperitoneal paclitaxel with S-1 in pancreatic ductal adenocarcinoma patients with peritoneal metastasis: a retrospective study in a single institution. J Hepatobiliary Pancreat Sci. 2017; 24: 289-96.

5) Yamada S, Fujii T, Yamamoto T, et al. Phase I/II study of adding intraperitoneal paclitaxel in patients with pancreatic cancer and peritoneal metastasis. Br J Surg. 2020; 107: 1811-7.

6) 客本ゆき恵, 髙舘達之, 水間正道, 他. 腹膜転移を有する膵頭部癌に対して Adjuvant Surgery を企図し切除し得た1例. 癌と化療. 2017; 44: 1880-2.

7) 木村寛伸, 伏田幸夫, 武川昭男. S-1/Gemcitabine, Paclitaxel 併用療法が奏効し根治手術が可能となった腹膜播種を伴う膵体部癌1例. 癌と化療. 2009; 36: 1191-4.

8) 牧野裕庸, 亀高尚, 深田忠臣, 他. FOLFIRINOX 療法で Down-Staging の後 DP-CAR にて R0 切除を施行し得た膵癌の1例. 癌と化療. 2015; 42: 1644-6.

3
章

膵
癌

CQ 9

顕微鏡的腹膜播種を有する膵癌（P0CY1）に対して膵切除を推奨するか？

ステートメント

顕微鏡的腹膜播種を有する膵癌（P0CY1）に対しては，膵切除（手術先行）を行わないことを提案する。

推奨の強さ：**弱い**　エビデンスの強さ：**C**　合意率：**100%（8/8）**

解説

益 長期生存の可能性
害 術後合併症，術後の化学療法忍容性の低下

　欧米の UICC 第 8 版あるいは AJCC 第 7 版においては膵癌手術における腹腔洗浄細胞診陽性は遠隔転移と定義されているものの，本邦における膵癌取扱い規約（第 7 版）では進行度に反映されていない。その中で，「膵癌診療ガイドライン」（2019 年版）における「腹腔洗浄細胞診陽性膵癌に対して外科的治療は推奨されるか？」という CQ に対しては，「腹腔洗浄細胞診陽性の膵癌に対して外科的治療を行うべきか否かは明らかではない」と記載されている。

　2000 年代までの諸家の報告では，切除可能膵癌における腹腔洗浄細胞診陽性は非切除因子ではないとの論調が主流である。その根拠として，膵癌切除患者においては腹腔洗浄細胞診陽性例と陰性例では同等の予後である[1-3]，あるいは陽性例はより進行した病態と関連しているものの，腹腔洗浄細胞診陽性単独では切除可能膵癌の予後には影響しない[4] などとされている。2010 年以降も，腹腔洗浄細胞診陽性の切除症例は同じく陽性の非切除症例よりも予後良好であるという報告（切除例 vs. 非切除＝14.3 vs. 6.8 カ月，16.0 vs. 6.9 カ月）[5,6]，陽性例であっても膵切除施行による長期生存例の存在[7,8]，膵切除後には必ずしも腹膜再発をきたさない症例が一定数存在するという報告[9] などがあり，これらは膵切除を許容する根拠である。

　一方，2010 年以降では膵切除を推奨しない旨の報告も増えている。腹腔洗浄細胞診陽性は多変量解析により独立予後因子として抽出される[10,11]，腫瘍径，周囲臓器浸潤あるいはリンパ節転移などと相関している[12]，などが理由とされている。日本膵臓学会による多施設共同研究の結果では，腹腔洗浄細胞診陽性は切除膵癌における予後不良因子であるため膵切除だけで根治を得ることは困難であり，補助化学療法導入により長期予後が期待できると結論づけている（陽性例における補助化学療法あり vs. なし＝18.2 vs. 12.6 カ月）[13]。腹腔洗浄細胞診をめぐる報告の問題点は，すべて後方視的研究であり腹腔洗浄細胞診陽性例における膵切除の有無による前向き研究は皆無であること，また対象症例における腫瘍進行度あるいは切除可能性分類の考慮がなされていないことである。

　近年の新規抗がん剤治療の普及により膵癌診療は著しく変化してきている。切除可能性

分類に基づいた治療方針の決定が定着し，切除可能膵癌においてさえも術前治療後の膵切除が診療ガイドラインで推奨されている。したがって，近年の多施設共同研究の結果なども勘案すると，現状では腹腔洗浄細胞診陽性膵癌に対する手術先行は推奨されないと思われる。また，集学的治療導入後の効果，原発巣の進行度を考慮して膵切除術の適応を検討することが妥当と考えられるが，術前治療の奏効度，治療期間の検討については今後の課題である。

　益と害のバランスに関しては，腹腔洗浄細胞診陽性膵癌切除後の合併症について記載された報告はないため，検討し得るエビデンスは存在しない。コストについては，保険診療における膵癌に対する基本術式は試験開腹術と比較すれば高額ではあるが，切除の妥当性については患者の嗜好や価値観も大きく関与するところであり，今後，患者の意見を収集するなどの方法で検討する余地がある。さらに，膵切除自体は一般施設において十分可能ではあるものの，腹腔洗浄細胞診の判定には術中迅速病理検査が必要であるため，同検査が不可能である施設においては実地臨床における適応が困難である可能性がある。したがって，膵癌患者において審査腹腔鏡検査により腹腔洗浄細胞診を実施すべきかどうかも含め，今後の課題である。

▨ 明日への提言

　本CQに対する前向き研究，RCTは皆無である。したがって，膵癌においては術前治療後の外科的切除が主流になった現在，腹腔洗浄細胞診陽性かつ原発巣が外科的切除可能である症例における前向き研究をデザインすることにより，強いエビデンスの構築が望まれる。

▨ 検索資料・参考にした二次資料

　データベース：PubMed，医中誌　期間：2000-2020　keyword・件数：「Peritoneal lavage」or「CY1」or「Peritoneal cytology」「Paritoneal Lavage cytology」or「peritoneal washing cytology」，or「Positive peritoneal cytology」AND「pancreas cancers」or「pancreatic cancer」or「Pancreatic Neoplasms」で1次スクリーニング→89件ヒット，CQ-9グループによる適切論文ダウンロード→64本　評価シート使用による1次絞り込みで19本　評価シート使用による2次絞り込みで13本。

引用・参考文献

1) Yachida S, Fukushima N, Sakamoto M, et al. Implications of peritoneal washing cytology in patients with potentially resectable pancreatic cancer. Br J Surg. 2002; 89: 573-8.

2) Ferrone CR, Haas B, Tang L, et al. The influence of positive peritoneal cytology on survival in patients with pancreatic adenocarcinoma. J Gastrointest Surg. 2006; 10: 1347-53.

3) Yamada S, Takeda S, Fujii T, et al. Clinical implications of peritoneal cytology in potentially resectable pancreatic cancer: positive peritoneal cytology may not confer an adverse prognosis. Ann Surg. 2007; 246: 254-8.

4) Konishi M, Kinoshita T, Nakagohri T, et al. Prognostic value of cytologic examination of peritoneal washings in pancreatic cancer. Arch Surg. 2002; 137: 475-80.

5) Yamada S, Fujii T, Kanda M, et al. Value of peritoneal cytology in potentially resectable pancreatic cancer. Br J Surg. 2013; 100: 1791-6.

6）Abe T, Ohuchida K, Endo S, et al. Clinical importance of intraoperative peritoneal cytology in patients with pancreatic cancer. Surgery. 2017; 161: 951-8.

7）Satoi S, Murakami Y, Motoi F, et al. Reappraisal of peritoneal washing cytology in 984 patients with pancreatic ductal adenocarcinoma who underwent margin-negative resection. J Gastrointest Surg. 2015; 19: 6-14.

8）Yoshioka R, Saiura A, Koga R, et al. The implications of positive peritoneal lavage cytology in potentially resectable pancreatic cancer. World J Surg. 2012; 36: 2187-91.

9）Hoshimoto S, Hishinuma S, Shirakawa H, et al. Prognostic significance of intraoperative peritoneal washing cytology for patients with potentially resectable pancreatic ductal adenocarcinoma. Pancreatology. 2017; 17: 109-14.

10）Hirabayashi K, Imoto A, Yamada M, et al. Positive Intraoperative Peritoneal Lavage Cytology is a Negative Prognostic Factor in Pancreatic Ductal Adenocarcinoma: A Retrospective Single-Center Study. Front Oncol. 2015; 5: 182.

11）Steen W, Blom R, Busch O, et al. Prognostic value of occult tumor cells obtained by peritoneal lavage in patients with resectable pancreatic cancer and no ascites: A systematic review. J Surg Oncol. 2016; 114: 743-51.

12）Cao F, Li J, Li A, et al. Prognostic significance of positive peritoneal cytology in resectable pancreatic cancer: a systemic review and meta-analysis. Oncotarget. 2017; 8: 15004-13.

13）Tsuchida H, Fujii T, Mizuma M, et al.; Committee of Clinical Research, Japan Pancreas Society. Prognostic importance of peritoneal washing cytology in patients with otherwise resectable pancreatic ductal adenocarcinoma who underwent pancreatectomy: A nationwide, cancer registry-based study from the Japan Pancreas Society. Surgery. 2019; 166: 997-1003.

▶**コラム**

加圧腹腔内エアロゾル化学療法（Pressurized intraperitoneal aerosol chemo-therapy：PIPAC）について

　加圧腹腔内エアロゾル化学療法（Pressurized intraperitoneal aerosol chemothera-py：PIPAC）は腹膜播種に対する新しい腹腔内化学療法である。腹壁に留置した 2 つの Trocar を用いて，腹水を排液後に気腹し，12mm Hg に保つ。その後，生理食塩水に溶解した化学療法剤をエアロゾル化してネブライザーにて腹腔内に噴霧する[1]。気化させ圧入することにより，腹腔内の隅々まで薬剤を分布させる効果があるとされ，腹腔内組織は薬物濃度が高くなり，全身投与よりも副作用は少ないのが利点である。現在では Cisplatin と Doxorubicin が主に使用されている。

　Grass らのシステマティックレビューでは，腹腔内に注入療法と比較して薬液の良好な分布と高い組織内濃度が得られ，安全性，忍容性にも問題がなかった[2]。Alyami らはシステマティックレビューで，PIPAC の奏効率と生存期間中央値は卵巣癌では 62-88%，11-14 months，胃癌では 50-91%，8-15 months，大腸癌では 71-86%，16 months，中皮腫では 67-75%，27 months であったと報告している[3]。

　膵癌に対する PIPAC では幾つかの後方視的な症例集積試験が報告されており，安全性，忍容性は問題なく，生存期間中央値は 9.2-14.0 months であった[4-7]。いずれも小規模な臨床試験であり，背景にもばらつきがある。今後，前向きの臨床試験で効果を確認する必要がある。また，薬剤の選択に関しても今後の課題である。

引用・参考文献

1) Solass W, Kerb R, Mürdter T, et al. Intraperitoneal chemotherapy of peritoneal carcinomatosis using pressurized aerosol as an alternative to liquid solution: first evidence for efficacy. Ann Surg Oncol. 2014; 21: 553-9.

2) Grass F, Vuagniaux A, Teixeira-Farinha H, et al. Systematic review of pressurized intraperitoneal aerosol chemotherapy for the treatment of advanced peritoneal carcinomatosis. Br J Surg. 2017; 104: 669-78.

3) Alyami M, Hübner M, Grass F, et al. Pressurised intraperitoneal aerosol chemotherapy: rationale, evidence, and potential indications. Lancet Oncol. 2019; 20: e368-e77.

4) Graversen M, Detlefsen S, Bjerregaard JK, et al. Peritoneal metastasis from pancreatic cancer treated with pressurized intraperitoneal aerosol chemotherapy (PIPAC). Clin Exp Metastasis. 2017; 34: 309-14.

5) Horvath P, Beckert S, Struller F, et al. Pressurized intraperitoneal aerosol chemotherapy (PIPAC) for peritoneal metastases of pancreas and biliary tract cancer. Clin Exp Metastasis. 2018; 35: 635-40.

6) Di Giorgio A, Sgarbura O, Rotolo S, et al. Pressurized intraperitoneal aerosol chemotherapy with cis-platin and doxorubicin or oxaliplatin for peritoneal metastasis from pancreatic adenocarcinoma and cholangiocarcinoma. Ther Adv Med Oncol. 2020; 12: 1758835920940887.

7) Nielsen M, Graversen M, Ellebæk SB, et al. Next-generation sequencing and histological response assessment in peritoneal metastasis from pancreatic cancer treated with PIPAC. J Clin Pathol. 2021; 74: 19-24.

3 章

膵癌

はじめに

　本邦における大腸癌の 2017 年の罹患数は 153,189 人であり，男性では前立腺，胃に次いで 3 番目に多く，女性では乳腺に次いで多く，生涯の罹患リスクは男性 9.5%，女性 7.6% となっており，男女合計では最も罹患リスクが高い[1]。2019 年の大腸癌による死亡数は 51,409 人であり，発生部位をみると順に直腸（約 40%），S 状結腸（約 35%），上行結腸（約 10%）である。男性では肺，胃に次いで 3 番目だが，女性では最も死亡数の多い疾患である[2]。

　同時性腹膜播種の頻度は大腸癌全体の 4.5% と肝転移に次いで多い。また，大腸癌治癒切除後の初発再発部位として腹膜播種再発は 2.0% であり肝転移，肺転移に次いで多い[3]。腹膜播種を伴う大腸癌は他の遠隔転移と比較すると予後不良である。薬物療法が奏効しにくいことや，腹水貯留・消化管閉塞・水腎症などにより全身状態の増悪から治療の継続が困難となるケースがあることなどが要因として挙げられる。切除不能な同時性腹膜播種の予後は分子標的薬が登場した現在でも生存期間中央値が 11.0～17.9 カ月と肝転移や肺転移と比較して不良である[4-6]。そのため，TNM 分類（第 8 版）では腹膜転移を M1c として扱い，他の転移とは区別している。本邦の大腸癌取扱い規約（第 9 版）では遠隔転移の取り扱いについて 1 臓器の遠隔転移を M1a，2 臓器以上の遠隔転移を M1b と記載するのは TNM 分類と同様であるが，腹膜転移を認める症例は腹膜転移のみである M1c1 と腹膜転移と他臓器転移を認める M1c2 に区別している[7]。

大腸癌腹膜播種の分類

　大腸癌腹膜播種の Staging には本邦では P 分類が用いられ，近接腹膜にのみ播種性転移を認めるものが P1，遠隔腹膜に少数の播種性転移を認めるものが P2，遠隔腹膜に多数の播種性転移を認めるものが P3 となる[7]。一方で海外では Peritoneal Cancer Index（PCI）が用いられる[8]。これは，腹腔内を中央，右上腹部，心窩部，左上腹部，左側腹部，左下腹部，骨盤，右下腹部，右側腹部，近位空腸，遠位空腸，近位回腸，遠位回腸の 13 領域に分け，それぞれ播種なし（0 点），0.5 cm 以下（1 点），0.5 cm～5.0 cm（2 点），5 cm 以上（3 点）にスコア化し，合計したものとなり，0～39 までの数値として表される。PCI は CRS ＋HIPEC の適応決定や予後予測に有用とされる[9]。

大腸癌腹膜播種の治療

　大腸癌の限局した腹膜播種に対しては手術の有効性が報告されており[10,11]，大腸癌治療ガイドラインでは限局性転移（P1，P2）で過大侵襲とならない切除であれば原発巣と同時に切除することが推奨されている[3]。切除症例では 5 年生存率は 28.7-36.4% であり非切除例と比較して予後は良好であった[10,11]。

　広範に腹膜播種を認める場合（P3）では切除の有効性は確立していないものの，完全減量手術（cytoreductive surgery：CRS）および腹腔内温熱化学療法（hyperthermic intra-peritoneal chemotherapy：HIPEC）の有用性が報告されている[12-16]。腹膜切除を伴う完全減量切除は 1990 年代に Sugarbaker により提唱された方法であり，壁側腹膜を切除し，臓側腹膜切除については必要に応じて臓器合併切除（子宮両側付属器，脾臓，大腸，小腸，胃，胆嚢など）を行う。

HIPEC は抗がん剤を 41-43℃ の温度で腹腔内に投与し，30-90 分攪拌させる。使用する抗がん剤としてマイトマイシン C もしくはオキサリプラチンをはじめとした白金製剤が用いられることが多い。完全減量切除後に HIPEC を併用することで顕微鏡的腫瘍の死滅を図る。腹腔内化学療法は術中にのみ行われる HIPEC の他，術後 4-6 日間施行される early postoperative intraperitoneal chemotherapy（EPIC），術後数カ月にわたり施行される sequential postoperative intraperitoneal chemotherapy（SPIC）に分類されるが[17]，HIPEC と比較して有効な結果は認めていない[18, 19]。

減量手術の評価は Completeness of cytoreduction（CC）score により行う。肉眼的に完全切除（CC-0），残存腫瘍径が 2.5 mm 未満（CC-1），残存腫瘍が 2.5 mm 以上 25 mm 未満（CC-2），残存腫瘍が 25 mm 以上（CC-3）に分類される[20]。HIPEC により抗がん剤が 2.5 mm の深さの組織まで到達するとされており，CC-0 もしくは CC-1 が完全減量切除と定義される。

2018 年 ASCO にて発表された大腸癌腹膜転移症例に対する完全減量手術＋腹腔内温熱化学療法（HIPEC）群と完全減量切除単独（non-HIPEC）群の全生存率を比較したフランス多施設共同無作為ランダム化比較試験（PRODIGE 7）では，5 年全生存は 39.4%，36.7 ％といずれの群においても良好な成績が得られている。また，全生存期間の中央値は両群でそれぞれ 41.7 カ月，41.2 カ月で有意差を認めず，術後の合併症は HIPEC 群において多いという結果が得られている。また，侵襲の大きな手術であることから，限られた施設のみで実施されているのが現状であり，本邦の大腸癌治療ガイドライン 2019 年版では完全減量切除＋HIPEC について「実際に本療法を実施しているのは海外でも限られた医療機関のみで，本邦においてはほとんど治療実績を有しておらず，一般の医療機関で実施できる治療法ではない」と記載されている[3]。一方で，ESMO コンセンサスガイドラインでは，「限局した腹膜播種の患者において非常に経験豊富な施設では完全減量手術＋HIPEC を考慮することができる」と記載されている[21]。NCCN ガイドライン 2020 年版でも「腹膜転移が限局していて R0 切除が達成できる場合は，経験豊富な施設では切除を考慮してもよい。腹膜転移が限局していて R0 切除が達成できる場合は，経験豊富な施設において完全減量手術および/または腹腔内化学療法を考慮することができる。」と記載されているが，「HIPEC により合併症が増加するとする報告や有効性に関しても相反する報告があり，非常に controversial である」とされ，一般的な施設で行う治療としては推奨されておらず議論の余地がある[22]。

引用・参考文献

1) 国立がん研究センターがん対策情報センター「がん登録・統計」 https://ganjoho.jp/reg_stat/index.html
2) 厚生労働省ホームページ https://www.mhlw.go.jp/toukei/saikin/hw/jinkou/geppo/nengai19/index.html
3) 大腸癌研究会編. 大腸癌治療ガイドライン医師用 2019 年版. 金原出版, 2019.
4) Razenberg LGEM, van Gestel YRBM, Lemmens VEPP, et al. Bevacizumab in Addition to Palliative Chemotherapy for Patients With Peritoneal Carcinomatosis of Colorectal Origin: A Nationwide Population-Based Study. Clin Colorectal Cancer. 2016; 15: e41-6.
5) Kerscher AG, Chua TC, Gasser M, et al. Impact of peritoneal carcinomatosis in the disease history of

colorectal cancer management: a longitudinal experience of 2406 patients over two decades. Br J Cancer. 2013; 108: 1432-9.

6) Franko J, Shi Q, Meyers JP, et al.; Analysis and Research in Cancers of the Digestive System (AR-CAD) Group. Prognosis of patients with peritoneal metastatic colorectal cancer given systemic therapy: an analysis of individual patient data from prospective randomised trials from the Analysis and Research in Cancers of the Digestive System (ARCAD) database. Lancet Oncol. 2016; 17: 1709-19.

7) 大腸癌研究会編. 大腸癌取扱い規約 第 9 版. 金原出版, 2018.

8) Jacquet P, Sugarbaker PH. Clinical research methodologies in diagnosis and staging of patients with peritoneal carcinomatosis. Cancer Treat Res. 1996; 82: 359-74.

9) Hallam S, Tyler R, Price M, et al. Meta-analysis of prognostic factors for patients with colorectal peritoneal metastasis undergoing cytoreductive surgery and heated intraperitoneal chemotherapy. BJS Open. 2019; 3: 585-94.

10) Shida D, Tsukamoto S, Ochiai H, et al. Long-Term Outcomes After R0 Resection of Synchronous Peritoneal Metastasis from Colorectal Cancer Without Cytoreductive Surgery or Hyperthermic Intraperitoneal Chemotherapy. Ann Surg Oncol. 2018; 25: 173-8.

11) Kobayashi H, Kotake K, Funahashi K, et al.; Study Group for Peritoneal Metastasis from Colorectal Cancer by the Japanese Society for Cancer of the Colon and Rectum. Clinical benefit of surgery for stage IV colorectal cancer with synchronous peritoneal metastasis. J Gastroenterol. 2014; 49: 646-54.

12) Verwaal VJ, van Ruth S, de Bree E, et al. Randomized trial of cytoreduction and hyperthermic intraperitoneal chemotherapy versus systemic chemotherapy and palliative surgery in patients with peritoneal carcinomatosis of colorectal cancer. J Clin Oncol. 2003; 21: 3737-43.

13) Glehen O, Kwiatkowski F, Sugarbaker PH, et al. Cytoreductive surgery combined with perioperative intraperitoneal chemotherapy for the management of peritoneal carcinomatosis from colorectal cancer: a multi-institutional study. J Clin Oncol 2004; 22: 3284-92.

14) Franko J, Ibrahim Z, Gusani NJ, et al. Cytoreductive surgery and hyperthermic intraperitoneal chemoperfusion versus systemic chemotherapy alone for colorectal peritoneal carcinomatosis. Cancer. 2010; 116: 3756-62.

15) Elias D, Gilly F, Boutitie F, et al. Peritoneal colorectal carcinomatosis treated with surgery and perioperative intraperitoneal chemotherapy: retrospective analysis of 523 patients from a multicentric French study. J Clin Oncol. 2010; 28: 63-8.

16) Mirnezami R, Mehta AM, Chandrakumaran K, et al. Cytoreductive surgery in combination with hyperthermic intraperitoneal chemotherapy improves survival in patients with colorectal peritoneal metastases compared with systemic chemotherapy alone. Br J Cancer. 2014; 111: 1500-8.

17) Glehen O, Kwiatkowski F, Sugarbaker PH, et al. Cytoreductive surgery combined with perioperative intraperitoneal chemotherapy for the management of peritoneal carcinomatosis from colorectal cancer: a multi-institutional study. J Clin Oncol 2004; 22: 3284-92.

18) Chua TC, Liauw W, Zhao J, et al. Comparative analysis of perioperative intraperitoneal chemotherapy regimen in appendiceal and colorectal peritoneal carcinomatosis. Int J Clin Oncol. 2013; 18: 439-46.

19) Murono K, Kawai K, Hata K, et al. Regimens of Intraperitoneal Chemotherapy for Peritoneal Carcinomatosis from Colorectal Cancer. Anticancer Res. 2018; 38: 15-22.

20) Sugarbaker PH. Successful management of microscopic residual disease in large bowel cancer. Cancer Chemother Pharmacol. 1999; 43 Suppl: S15-25.

21) Van Cutsem E, Cervantes A, Adam R, et al. ESMO consensus guidelines for the management of patients with metastatic colorectal cancer. Ann Oncol. 2016; 27: 1386-422.

22) NCCN Clinical Practice Guideline in Oncology. Version 4. 2020
http://www.nccn.org/professionals.

CQ **1**

大腸癌腹膜播種の診断において MRI, PET/CT を推奨するか？

ステートメント

CQ1-1 大腸癌腹膜播種の診断において MRI を行うことを弱く推奨する。

推奨の強さ：**弱い** エビデンスの強さ：**C** 合意率：**100%（17/17）**

CQ1-2 大腸癌腹膜播種の診断において FDG-PET/CT を行うことを弱く推奨する。

推奨の強さ：**弱い** エビデンスの強さ：**C** 合意率：**100%（17/17）**

解説

益 腹膜播種陽性診断率
害 コスト，被曝

　大腸癌腹膜播種の存在診断において，一般的に普及している画像検査は CT であり，まず CT を用いて腹膜播種のスクリーニングが行われることが多い。しかし，CT では腹膜播種の存在診断に用いられても，PCI の算定においては過小評価となりやすく，sensitivity は特に腹膜播種巣の大きさや部位によって影響するとされ，播種巣が小結節病変<0.5 cm では 11%，5 cm 以上の病巣では同定率 94%の報告がある[1]。また腹腔内の部位によっては PCI が不正確であったとの報告[2]もある。CT は大腸癌腹膜播種の存在診断には有用であるが，正確な PCI に関する画像診断として十分ではない可能性がある[1-4]。

　MRI に関しては，特に MRI 拡散強調像が CT と比較され，存在診断のみならず，術中 PCI を正確に診断し，有用とした報告が多い[5-10]。腹部骨盤 MRI 拡散強調像と腹部骨盤造影 MRI の併用では腹膜播種巣の小結節（PCI 0-9）に関しても術前 PCI を正確に診断した[5]。Prospective study で二人の放射線科医が CT-PCI と MRI-PCI を評価し，術中 PCI と照合したところ，CT よりも MRI 拡散強調像の正確性，有用性を証明した[6]。他の報告でも CT の sensitivity：43.2 %，specificity：95.6 %，positive predictive value（PPV）：84.5 %，negative predictive value（NPV）：75.2%に対し，MRI 拡散強調像は sensitivity：97.8%，specificity：93.2%，PPV：88.9%，NPV：98.7%であり，MRI 拡散強調像は CT より腹膜播種の診断に適している[7]。

　FDG-PET/CT に関しては，腹膜播種の診断に関して FDG-PET/CT と MRI 拡散強調像の sensitivity，specificity，PPV，NPV，accuracy はそれぞれ FDG-PET/CT：84%，73%，84%，73%，80%と MRI 拡散強調像：84%，82%，89%，75%，83%で，FDG-PET/CT と MRI 拡散強調像は腹膜播種の診断において同様に高い正確性を示した[11]。他にもメタアナリシスで FDG-PET/CT は腹膜播種再発を同定する優れた画像診断のモダリティとされた[12, 13]。一方，CT と FDG-PET/CT の PCI の正確性が比較検討され，CT と FDG-PET/CT の両方とも腹膜播種診断の信頼性は低く，過小評価となるとした論文も認めた[14]。

4章

大腸癌

　以上より大腸癌腹膜播種に関する画像診断では大規模な CT，MRI，FDG-PET/CT のランダム化比較試験がないため真にどのモダリティが有用かは明らかではない。存在診断においては，これらの画像診断いずれも用いられるが，PCI の正確性では MRI 拡散強調像が有用とした論文は多く，PET-CT に関しても有効とした論文は多いが，逆の結果の論文も存在した。

明日への提言

　大腸癌腹膜播種の存在診断には，実臨床では CT でスクリーニングをすることが多いが，大腸癌腹膜播種の画像診断に関する論文は CRS＋HIPEC の適応を決める際の PCI にどの画像診断が有用かを検討した論文がほとんどである。PCI は海外で主に用いられ，本邦ではあまり用いられていないため，本邦における大腸癌腹膜播種に関する実臨床に沿った CT，MRI，FDG-PET/CT などの画像診断の有用性を評価することが必要である。

検索資料・参考にした二次資料

　データベース：PubMed　期間：2000-2020　keyword・件数：大腸癌（colorectal cancer），腹膜播種（peritoneal metastasis），画像診断（diagnostic imaging）を keyword として検索したところ，195 件がヒットした。

　エビデンスレベルが高いランダム化比較試験はなく，前向き観察研究と後方視的研究から関連する 15 件を選択した。大腸癌腹膜播種の存在診断に関する画像診断のエビデンスレベルの高い論文は上記の条件では見つからず，CRS＋HIPEC の適応を決める際に用いられる PCI を画像で如何に正確に診断するかの論文が多くを占める。CRS＋HIPEC は主に海外で行われているため，論文は本邦からではなく，海外のものであり，大腸癌腹膜播種の画像診断に関する論文は CT，MRI，PET-CT などの画像診断が PCI に適切かを検討した論文がほとんどであった。

引用・参考文献

1) Koh JL, Yan TD, Glenn D, et al. Evaluation of preoperative computed tomography in estimating peritoneal cancer index in colorectal peritoneal carcinomatosis. Ann Surg Oncol. 2009; 16: 327-33.
2) Esquivel J, Chua TC, Stojadinovic A, et al. Accuracy and clinical relevance of computed tomography scan interpretation of peritoneal cancer index in colorectal cancer peritoneal carcinomatosis: a multi-institutional study. J Surg Oncol. 2010; 102: 565-70.
3) de Bree E, Koops W, Kröger R, et al. Peritoneal carcinomatosis from colorectal or appendiceal origin: correlation of preoperative CT with intraoperative findings and evaluation of interobserver agreement. J Surg Oncol. 2004; 86: 64-73.
4) Rivard JD, Temple WJ, McConnell YJ, et al. Preoperative computed tomography does not predict resectability in peritoneal carcinomatosis. Am J Surg. 2014; 207: 760-64.
5) Low RN, Barone RM. Combined diffusion-weighted and gadolinium-enhanced MRI can accurately predict the peritoneal cancer index preoperatively in patients being considered for cytoreductive surgical procedures. Ann Surg Oncol. 2012; 19: 1394-401.
6) van 't Sant I, van Eden WJ, Engbersen MP, et al. Diffusion-weighted MRI assessment of the peritoneal cancer index before cytoreductive surgery. Br J Surg. 2019; 106: 491-8.
7) Dresen RC, De Vuysere S, De Keyzer F, et al. Whole-body diffusion-weighted MRI for operability assessment in patients with colorectal cancer and peritoneal metastases. Cancer Imaging. 2019; 19: 1.
8) Low RN, Barone RM, Lucero J. Comparison of MRI and CT for predicting the Peritoneal Cancer Index

(PCI) preoperatively in patients being considered for cytoreductive surgical procedures. Ann Surg Oncol. 2015; 22: 1708-15.

9) Low RN. Preoperative and surveillance MR imaging of patients undergoing cytoreductive surgery and heated intraperitoneal chemotherapy. J Gastrointest Oncol. 2016; 7: 58-71.

10) Low RN, Barone RM, Rousset P. Peritoneal MRI in patients undergoing cytoreductive surgery and HIPEC: History, clinical applications, and implementation. Eur J Surg Oncol. 2021; 47: 65-74.

11) Soussan M, Des Guetz G, Barrau V, et al. Comparison of FDG-PET/CT and MR with diffusion-weighted imaging for assessing peritoneal carcinomatosis from gastrointestinal malignancy. Eur Radiol. 2012; 22: 1479-87.

12) Li J, Yan R, Lei J, et al. Comparison of PET with PET/CT in detecting peritoneal carcinomatosis: a meta-analysis. Abdom Imaging. 2015; 40: 2660-6.

13) Liberale G, Lecocq C, Garcia C, et al. Accuracy of FDG-PET/CT in Colorectal Peritoneal Carcinomatosis: Potential Tool for Evaluation of Chemotherapeutic Response. Anticancer Res. 2017; 37: 929-34.

14) Pasqual EM, Bertozzi S, Bacchetti S, et al. Preoperative assessment of peritoneal carcinomatosis in patients undergoing hyperthermic intraperitoneal chemotherapy following cytoreductive surgery. Anticancer Res. 2014; 34: 2363-8.

15) Dohan A, Hobeika C, Najah H, et al. Preoperative assessment of peritoneal carcinomatosis of colorectal origin. J Visc Surg. 2018; 155: 293-303.

大腸癌腹膜播種の診断において審査腹腔鏡を推奨するか？

ステートメント

審査腹腔鏡は過小評価となる可能性があるものの，安全に腹膜播種を診断し非治療的開腹術を回避し得るステージングツールとして有用であり，大腸癌腹膜播種の診断において審査腹腔鏡を行うことを弱く推奨する。

推奨の強さ：**弱い**　エビデンスの強さ：**B**　合意率：**94％（16/17）**

解説

益 試験開腹の回避

害 侵襲的診断，コスト

　審査腹腔鏡は消化器癌における潜在的な腹膜転移を確認するためのステージングツールとして幅広く行われている。しかしその報告のほとんどは後方視的研究であり，対象癌腫，適応，可視化の定義等が異なり直接の比較は困難である。また，多くは腹膜再発疑診あるいは腹膜再発症例に対する完全減量手術（CRS）＋腹腔内温熱化学療法（HIPEC）の適応を評価する術前検査としての意義が検証された報告である。

　過去の報告は胃癌や卵巣癌などを含めた他がん種を対象としたものがほとんどであり，Carboni らは，744 例（卵巣癌，胃癌，大腸癌など）を対象に審査腹腔鏡の有用性を後方視的に評価した。手術既往は 68％ に認められたが 99.7％ に完遂し，合併症は 0.8％，死亡例はなかった。CRS＋HIPEC の適応と判断された 49.7％ に手術が行われ，CC（completeness of cytoreduction）–0/1 は 91.9％ に達成された[1]。他の報告でも，対象症例の手術既往割合は 68.0〜90.3％，開腹移行率は 2.2〜21.2％，腹腔鏡完遂率は 88.0〜100％，合併症発生率は 0〜6.2％ と良好な成績が報告されている[2-7]。近年，大腸癌症例を対象とした報告が散見されるようになった[8-11]。Hentzen らは腹膜再発を疑う大腸癌症例 184 例に対してルーチンで審査腹腔鏡を行い，77.2％ の手術既往患者に対し，13.0％ に開腹移行を要したものの腹腔内検索は全例に施行され，75.0％ に良好な腹腔鏡評価が可能であったと報告している。術後合併症は 2.7％，術後死亡はなく，91 例（49.5％）に CRS＋HIPEC が施行され，そのうち非治療的試験開腹術が 16 例（18％）に行われたが，陽性反応的中率は 82％ と良好であった[9]。

　非治療的試験開腹術による術後合併症は 12〜23％ と比較的高率で，入院期間の延長[7]，その後の全身化学療法開始の遅延となることから回避できることが望ましい。審査腹腔鏡の陽性反応的中率（PPV）は 63.0〜97.0％ であり，18.0〜51.2％ の非治療的試験開腹術を回避できる可能性が指摘されている[1-10]。

　しかし一方で，開腹手術と比較し審査腹腔鏡では PCI を過小評価する可能性が指摘されている[4,10]が，CRS＋HIPEC が普及していない本邦においては PCI 評価の正確性まで求め

られることは少なく，本邦における腹膜再発の存在診断に関しては有用と考えられる。

同時性腹膜転移，同時性卵巣転移，穿孔例など腹膜再発高リスク症例は，画像上明らかな腹膜再発がなくても 56％と高率に腹膜再発が認められたこと[12]，腹膜再発に対する画像診断能は高くはないことなどから，画像，臨床経過で腹膜再発が疑われる場合，あるいは腹膜再発の有無で治療法が異なる場合には，審査腹腔鏡は推奨される。

明日への提言

大腸癌腹膜播種に対する審査腹腔鏡は，本邦では日常診療においてその診断目的に行われることが多い。その安全性や診断能，非治療的開腹術の回避においては海外の報告の外挿も可能ではあるが，CRS＋HIPEC を標準治療としていない本邦における有用性について，前向き試験での検証が望まれる。

検索資料・参考にした二次資料

データベース：PubMed　期間：2000-2020　keyword・件数：大腸癌（colorectal cancer），腹膜播種（peritoneal metastasis），腹腔鏡（laparoscopy）を keyword として PubMed（2000 年～）で検索を行い，147 件がヒットした。

前向き臨床試験のエビデンスはなく，観察研究，コホート研究として 12 件の論文を採用した。

引用・参考文献

1) Tabrizian P, Jayakrishnan TT, Zacharias A, et al. Incorporation of diagnostic laparoscopy in the management algorithm for patients with peritoneal metastases: A multi-institutional analysis. J Surg Oncol. 2015; 111: 1035-40.

2) Marmor RA, Kelly KJ, Lowy AM, et al. Laparoscopy is Safe and Accurate to Evaluate Peritoneal Surface Metastasis Prior to Cytoreductive Surgery. Ann Surg Oncol. 2016; 23: 1461-7.

3) Carboni F, Federici O, Giofrè M, et al. An 18-Year Experience in Diagnostic Laparoscopy of Peritoneal Carcinomatosis: Results from 744 Patients. J Gastrointest Surg. 2020; 24: 2096-103.

4) Najah H, Malgras B, Dohan A, et al. The role of single-incision laparoscopic peritoneal exploration in the management of patients with peritoneal metastases. Surg Endosc. 2020; 34: 2040-9.

5) von Breitenbuch P, Boerner T, Jeiter T, et al. Laparoscopy as a useful selection tool for patients with prior surgery and peritoneal metastases suitable for multimodality treatment strategies. Surg Endosc. 2018; 32: 2288-94.

6) Jayakrishnan TT, Zacharias AJ, Sharma A, et al. Role of laparoscopy in patients with peritoneal metastases considered for cytoreductive surgery and hyperthermic intraperitoneal chemotherapy (HIPEC). World J Surg Oncol. 2014; 12: 270.

7) Iversen LH, Rasmussen PC, Laurberg S. Value of laparoscopy before cytoreductive surgery and hyperthermic intraperitoneal chemotherapy for peritoneal carcinomatosis. Br J Surg. 2013; 100: 285-92.

8) Leimkühler M, de Haas RJ, Pol VEH, et al. Adding diagnostic laparoscopy to computed tomography for the evaluation of peritoneal metastases in patients with colorectal cancer: A retrospective cohort study. Surg Oncol. 2020; 33: 135-40.

9) Hentzen JEKR, van der Plas WY, Constansia RDN, et al. Role of diagnostic laparoscopy in patients with suspicion of colorectal peritoneal metastases to evaluate suitability for cytoreductive surgery with hyperthermic intraperitoneal chemotherapy. BJS Open. 2019; 3: 812-21.

10) Passot G, Dumont F, Goéré D, et al.; BIG-RENAPE Surgery Working Group. Multicentre study of laparoscopic or open assessment of the peritoneal cancer index (BIG-RENAPE). Br J Surg. 2018; 105: 663-7.

11) Hentzen JEKR, Constansia RDN, Been LB, et al. Diagnostic Laparoscopy as a Selection Tool for Patients with Colorectal Peritoneal Metastases to Prevent a Non-therapeutic Laparotomy During Cytoreductive Surgery. Ann Surg Oncol. 2020; 27: 1084-93.

12) Elias D, Honoré C, Dumont F, et al. Results of systematic second-look surgery plus HIPEC in asymptomatic patients presenting a high risk of developing colorectal peritoneal carcinomatosis. Ann Surg. 2011; 254: 289-93.

CQ 3

大腸癌根治切除後の腹膜再発予測に如何なる因子を用いることを推奨するか？

ステートメント

CQ3-1　Stage II，III 大腸癌根治切除後の腹膜再発のリスク因子として，pT4（漿膜/近接臓器浸潤）を用いることを強く推奨する。

推奨の強さ：**強い**　エビデンスの強さ：**B**　合意率：**94%（16/17）**

CQ3-2　Stage IV を含めた大腸癌根治術後の腹膜播種再発のリスク因子として，同時性腹膜播種，同時性孤立性卵巣転移を用いることを弱く推奨する。

推奨の強さ：**弱い**　エビデンスの強さ：**B**　合意率：**88%（15/17）**

解説

益 予後を予測することで適切な治療が選択可能となる。

害 予測が外れることにより不利益が生じる可能性がある。

　本邦の Stage II，III 大腸癌根治術後の 3 つの第 III 相臨床試験（JFMC 7，JFMC15，JFMC33）のデータを用いた腹膜播種再発のリスク因子を検討した論文が報告された[1]。前向きに多施設から登録された症例数は 3,714 例であり，腹膜播種再発の単独例のリスク因子として，pT4，リンパ節転移陽性，年齢が 60 歳以下，リンパ節郭清 D2 が抽出された。また，Dutch Eindhoven Cancer Registry から根治術を施行された大腸癌 5,671 症例を用いた異時性腹膜播種再発を検討した論文ではリスク因子として pT4，リンパ節転移（特にpN2），粘液癌，切除断端陽性，右側結腸を挙げている[2]。もうひとつ大規模な研究であるDanish Colorectal Cancer Group database を用いた 22,586 症例の根治術を施行した大腸癌にて腹膜播種の異時性再発のリスク因子解析にて pT4 と pN2，そして右側結腸と緊急手術をリスク因子として挙げていた[3]。

　Stage IV を含めた大腸癌根治術後の腹膜播種再発をきたすリスク因子に関するシステマティックレビューの論文が 2 本ある。1 本目の論文は 6,522 論文から 16 論文を抽出し，Stage IV を含めた大腸癌根治術後の腹膜播種再発をきたすリスク因子を解析した[4]。2 本目はさらに 2011〜2017 年の 259 論文から新たに 7 論文を加えて，23 論文を抽出し，Stage IV を含めた大腸癌根治術後の腹膜播種再発をきたすハイリスク因子が解析された。すべてランダム化試験ではなく，6 前向き研究と 17 後ろ向き研究であった。Stage II，III 症例のみではなく，Stage IV 症例で腹膜播種や卵巣転移が存在しても，根治術が施行された症例が含まれている集団での解析であった。腹膜播種再発リスクが高いと考えられる順に，①同時性腹膜播種：完全切除された同時性腹膜播種症例での腹膜播種再発は 54〜71% の範囲で認め，高率であった。②同時性孤立性卵巣転移：完全切除された孤立性の同時性卵巣転移症例での腹膜播種再発は 56〜62% の範囲で認め，高率であった。③大腸癌穿孔：原発

巣穿孔後の腹膜播種再発は 27％であった。④漿膜/近接臓器浸潤（pT4）：pT4 大腸癌の腹膜播種再発は 1 年で 15.6％，3 年で 36.7％であった。⑤組織分類：粘液癌や粘液癌/印環細胞癌の腹膜播種再発は 11〜36％の範囲であった。⑥腹腔（洗浄）細胞診陽性：細胞診陽性症例での腹膜播種再発は 0〜36％の範囲であった[5]。他の腹膜播種再発のリスク因子として，上記と同様の因子や CA19-9, 閉塞性大腸癌が腹膜播種のリスク因子として挙げられている[6,7]。

　以上より，腹膜播種に関するリスク因子として，pT4（漿膜/近接臓器浸潤）はメタアナリシス，第 III 相臨床試験のサブ解析や大規模なコホート観察研究のすべてにおいて共通したリスク因子として挙がる（CQ3-1）。Stage IV を含めた大腸癌根治術後の同時性腹膜播種，同時性孤立性卵巣転移は腹膜播種をきたす頻度が高いと考えられている（CQ3-2）。他に，pN2，年齢，リンパ節郭清程度，切除断端陽性，右側結腸，同時性腹膜播種，同時性孤立性卵巣転移，大腸癌穿孔，組織分類（粘液癌や印環細胞癌），洗浄細胞診陽性，CA19-9，閉塞性大腸癌などのリスク因子が挙がる。

▮ 明日への提言

　大腸癌腹膜播種再発のリスク因子として pT4（漿膜/近接臓器浸潤）をはじめ，多数の因子が明らかになってきたが，質の高い臨床研究を行うことにより，よりエビデンスレベルの高いリスク因子を抽出し，それらの因子の重要性を検討する必要があると考えられる。また，今後は臨床病理学的因子のみならず，遺伝子レベルの解析にて大腸癌腹膜播種再発のリスク因子がより明らかとなる時代がくるかもしれない。

▮ 検索資料・参考にした二次資料

　データベース：PubMed　期間：2000-2020　keyword・件数：PubMed（2000 年以降）で，大腸癌（colorectal cancer），腹膜播種（peritoneal metastasis），リスク因子（risk factor）を keyword として検索したところ，ランダム化されたエビデンスレベルの高い臨床試験の論文はないが，システマティックレビュー 4 件，メタアナリシス 4 件，レビュー 3 件を含めた 172 件がヒットした。

　メタアナリシス，第 III 相臨床試験のサブ解析，大規模なコホート観察研究の 7 件を選択した。

引用・参考文献

1) Mayanagi S, Kashiwabara K, Honda M, et al. Risk Factors for Peritoneal Recurrence in Stage II to III Colon Cancer. Dis Colon Rectum. 2018; 61: 803-8.

2) van Gestel YRBM, Thomassen I, Lemmens VEPP, et al. Metachronous peritoneal carcinomatosis after curative treatment of colorectal cancer. Eur J Surg Oncol. 2014; 40: 963-9.

3) Ravn S, Heide-Jørgensen U, Christiansen CF, et al. Overall risk and risk factors for metachronous peritoneal metastasis after colorectal cancer surgery: a nationwide cohort study. BJS Open. 2020; 4: 284-92.

4) Honoré C, Goéré D, Souadka A, et al. Definition of patients presenting a high risk of developing peritoneal carcinomatosis after curative surgery for colorectal cancer: a systematic review. Ann Surg Oncol. 2013; 20: 183-92.

5) Honoré C, Gelli M, Francoual J, et al. Ninety percent of the adverse outcomes occur in 10% of patients:

can we identify the populations at high risk of developing peritoneal metastases after curative surgery for colorectal cancer? Int J Hyperthermia. 2017; 33: 505-10.

6）Yang SH, Lin JK, Lai CR, et al. Risk factors for peritoneal dissemination of colorectal cancer. J Surg Oncol. 2004; 15; 87: 167-73.

7）Imaizumi K, Nishizawa Y, Ikeda K, et al. Prognostic Impact of Curative Resection for Peritoneal Recurrence of Colorectal Cancer. Ann Surg Oncol. 2020; 27: 2487-97.

4
章

大
腸
癌

CQ 4

腹膜播種陰性の大腸癌手術症例において洗浄細胞診を推奨するか？

ステートメント

腹膜播種陰性の大腸癌手術症例における洗浄細胞診は，再発率の増加，生存率の低下と関連する可能性があり，行うことを弱く推奨する。

推奨の強さ：**弱い**　エビデンスの強さ：**C**　合意率：**82%（14/17）**

解説

益 顕微鏡的腹膜播種患者の予後改善

害 コスト

　胃癌において，洗浄細胞診は腹膜再発あるいは予後予測因子としての臨床的意義が認められ，本邦の胃癌取扱い規約における Stage 分類に反映されている。しかし大腸癌における洗浄細胞診に関する報告は多くはなく臨床的意義は不明である。

　2008 年 Rekhraj らは大腸癌症例 1,182 例を対象とした洗浄細胞診に関するシステマティックレビューを報告した[1]。原発巣切除前の細胞診陽性率は 15.2%，切除後は 12.0% であり，細胞診陽性は全再発率，局所再発率の増加と関連していた。しかし腹膜再発との関連，生存に関する影響については導き出せなかった。2013 年松井らの報告した 18 文献のシステマティックレビューでは，洗浄細胞診陽性率は従来法を用いて平均 5.1（1.0～28.4）% であり，全再発，局所再発，腹膜再発はいずれも統合オッズ比を算出した結果，洗浄細胞診陽性群が陰性群に比較して有意に高率であった。しかし予後に関する検討では一定の傾向は認めなかった[2]。一方で，Kobayashi らは T3-T4 大腸癌症例を対象としたレビューを行い，洗浄細胞診陽性は全再発に有意差を認めないものの，5 年全生存率は洗浄細胞診陽性症例 37.1%，陰性症例 71.2% と生存率の有意な差を認め，洗浄細胞診陽性は独立した予後因子であることを報告している[3]。同様に，洗浄細胞診の再発率への影響は乏しいものの予後への影響を示した Homma らの報告では，771 例の Stage 0～III 大腸癌を対象に行い，5 年無再発生存期間が陽性群 46.8%，陰性群 89.0% と有意に洗浄細胞診陽性群が不良であったとしている[4]。Bosanquet らは 12 件 2,580 例のシステマティックレビューにおいて，洗浄細胞診陽性率は平均 11.6（2.2～41）%，全再発はオッズ比 4.01，局所・腹膜再発はオッズ比 6.57，全生存率はオッズ比 4.26 でいずれも統計学的有意差をもって洗浄細胞診陽性群が不良であったことを報告し，再発のみならず予後への影響も示している[5]。

　このように，洗浄細胞診陽性所見は再発率の増加や生存率の低下と関連することを示唆する報告が多いが，その内容には若干の相違がみられる。その原因としては，対象症例，適応，検査法，洗浄細胞診陽性率などが研究ごとに異なっており，比較が困難であることが挙げられる。しかし，いずれの報告においても著者らは，洗浄細胞診が再発あるいは予後に与える影響は存在すると推察しており，上記の条件を標準化した大規模な前向き臨床

試験が必要であることを提案している。さらには洗浄細胞診陽性が予後に与える影響を踏まえ補助化学療法に関する臨床試験が望ましいとの指摘もされている。

明日への提言

　腹膜播種陰性大腸癌手術症例における洗浄細胞診は，再発や予後に与える影響はあると予想されるものの，明らかなエビデンスが示されておらず有用性は限定的である。対象，背景，検査法を統一した前向き臨床試験において，その有用性を評価することが望まれる。

検索資料・参考にした二次資料

　データベース：PubMed　期間：2000-2020　keyword・件数：大腸癌（colorectal cancer），腹膜播種（peritoneal metastasis），洗浄液（lavage），細胞診（cytology）を keyword として PubMed（2000 年～）で検索を行い，124 件がヒットした。

　その中で，システマティックレビューおよびメタアナリシス4件を含む5件を採用した。

引用・参考文献

1) Rekhraj S, Aziz O, Prabhudesai S, et al. Can intra-operative intraperitoneal free cancer cell detection techniques identify patients at higher recurrence risk following curative colorectal cancer resection: a meta-analysis. Ann Surg Oncol. 2008; 15: 60-8.
2) 松井孝至，北村東介，小澤平太，他．システマティックレビューによる大腸癌腹腔洗浄細胞診の臨床的意義の検討．日本大腸肛門病会誌．2012; 65: 197-203.
3) Kobayashi H, Kotake K, Sugihara K. Prognostic significance of peritoneal lavage cytology in patients with colorectal cancer. Int J Clin Oncol. 2013; 18: 411-7.
4) Homma Y, Hamano T, Akazawa Y, et al. Positive peritoneal washing cytology is a potential risk factor for the recurrence of curatively resected colorectal cancer. Surg Today. 2014; 44: 1084-9.
5) Bosanquet DC, Harris DA, Evans MD, et al. Systematic review and meta-analysis of intraoperative peritoneal lavage for colorectal cancer staging. Br J Surg. 2013; 100: 853-62.

CQ 5

大腸癌腹膜播種の予後予測に P 分類，Peritoneal cancer index（PCI）を用いることを推奨するか？

ステートメント

CQ5-1 大腸癌腹膜播種患者の予後予測に P 分類を用いることを強く推奨する。

推奨の強さ：**強い** エビデンスの強さ：**B** 合意率：**82%（14/17）**

CQ5-2 PCI は完全減量手術（CRS）＋腹腔内温熱化学療法（HIPEC）を施行した大腸癌腹膜播種の予後と関連し予後予測に用いることを弱く推奨する。しかし，一般の全身化学療法を施行した患者における有用性については検討が必要である。

推奨の強さ：**弱い** エビデンスの強さ：**B** 合意率：**82%（14/17）**

解説

益 予後を予測することで適切な治療が選択可能となる。

害 予測が外れることにより不利益が生じる可能性がある。

　全国大腸癌登録事業により集積された腹膜播種 3,075 例（1984〜1999 年）の検討において，3 年生存率は P1 28.5%，P2 15.6%，P3 7.6%（p<0.0001）であり，P 分類は予後予測に有用と報告されている[1]。また，多施設共同後ろ向き研究で集積された 564 例（1991〜2007 年）の検討においても，5 年生存率は P1 19.3%，P2 13.7%，P3 5.8%（p<0.0001）であり，P3 は低分化腺癌，リンパ節転移，肝転移，化学療法なし，肉眼的非治癒切除とともに，予後不良因子であると報告されている[2]。以上より，P 分類は予後予測に有用であると考えられるが，これらの報告は 2000 年以前症例も数多く含まれており，最近の薬物療法の著しい進歩を考慮すると生存率の数値は，現状を反映していない可能性がある。2012〜2016 年の腹膜播種症例を集積した多施設共同前向き観察研究が進行中であり，今後の報告が待たれる[3]。

　PCI とは，腹腔内を 13 カ所に分け，各々の部位の播種結節の総直径を 4 段階（0〜3）にスコア化し，それらを合計した係数であり，最低スコアは 0 点，最高スコアは 39 点である[4]。現在，腹膜播種の程度の分類として国際的に広く用いられている。欧米を中心に腹膜播種の治療として，完全減量手術（CRS）＋腹腔内温熱化学療法（HIPEC）の成績が報告されており，PCI は予後因子，また CRS＋HIPEC の適応決定にも有用とされている[5,6]。わが国では CRS＋HIPEC は限られた施設でのみ行われており，その現状を考えると，簡便な P 分類に比べて算出がやや煩雑である PCI が，予後予測に有用であるかについては今後の研究が待たれる。国内の CRS＋HIPEC 非施行腹膜播種症例を対象とした多施設共同前向き観察研究では，R0/R1 手術は PCI が 1〜6 点では 37.5% に行われていたが，7 点以上では 5.2% にとどまっていたと報告されており[3]。今後，PCI と予後に関する研究結果が待た

れる。

明日への提言

　大腸癌取扱い規約のP分類は，わが国において広く認識されたすぐれた分類方法である。今後，腹膜播種の治療法が進歩していく中で，P分類の臨床的有用性の検証を行いつつ，必要に応じて改定していくべきと考える。PCIは国際的に用いられている分類であるが，わが国において広く認識されているとは言い難い。腹膜播種の治療成績を海外へと発信していくならば，PCIのデータ蓄積が必要となると考えられる。

検索資料・参考にした二次資料

　データベース：PubMed　期間：2000-2020　keyword・件数：P分類に関しては，PubMedで，2000〜2020年，Full text，英語論文，キーワードをcolorectal cancer, peritoneal metastasis, prognosis, japanese classificationとし検索，9件ヒット。国内症例を対象とした多施設での検討を選択し3件を採択。

　データベース：PubMed　期間：2000-2020　keyword・件数：PCIに関しては，PubMedで，2000〜2020年，Full text，英語論文，キーワードをcolorectal cancer, peritoneal cancer index, prognosisとし検索，229件ヒット。

　タイトルとアブストラクトから36件を選択，メタ解析1件，前向き検討1件，症例数が多い2000年以降の症例を対象とした後ろ向き検討1件，PCI提唱論文1件を選択し4件を採択。

引用・参考文献

1) Kobayashi H, Enomoto M, Higuchi T, et al. Validation and clinical use of the Japanese classification of colorectal carcinomatosis: benefit of surgical cytoreduction even without hyperthermic intraperitoneal chemotherapy. Dig Surg. 2010; 27: 473-80.

2) Kobayashi H, Kotake K, Funahashi K, et al.; Study Group for Peritoneal Metastasis from Colorectal Cancer by the Japanese Society for Cancer of the Colon and Rectum. Clinical benefit of surgery for stage IV colorectal cancer with synchronous peritoneal metastasis. J Gastroenterol. 2014; 49: 646-54.

3) Shida D, Kobayashi H, Kameyama M, et al. Factors affecting R0 resection of colorectal cancer with synchronous peritoneal metastases: a multicenter prospective observational study by the Japanese Society for Cancer of the Colon and Rectum. Int J Clin Oncol. 2020; 25: 330-7.

4) Jacquet P, Sugarbaker PH. Current methodologies for clinical assessment of patients with peritoneal carcinomatosis. J Exp Clin Cancer Res. 1996; 15: 49-58.

5) Hallam S, Tyler R, Price M, et al. Meta-analysis of prognostic factors for patients with colorectal peritoneal metastasis undergoing cytoreductive surgery and heated intraperitoneal chemotherapy. BJS Open. 2019; 3: 585-94.

6) Goéré D, Malka D, Tzanis D, et al. Is there a possibility of a cure in patients with colorectal peritoneal carcinomatosis amenable to complete cytoreductive surgery and intraperitoneal chemotherapy? Ann Surg. 2013; 257: 1065-71.

CQ 6

大腸癌の腹膜播種に対する外科的切除を推奨するか？

ステートメント

同時性腹膜播種症例（M1c，Stage IVc）の場合，R0 切除が可能であれば，原発巣と同時に腹膜播種巣を切除することを強く推奨する。

推奨の強さ：**強い**　エビデンスの強さ：**C**　合意率：**82％（14/17）**

解説

益 生存期間の延長
害 合併症

　＜本項での「外科的切除」とは，本邦で通常行われている「播種巣の切除」として記載する。欧米で主に行われている播種巣以外の腹膜や卵巣をも合併切除する Cytoreductive surgery に関しては，CQ7 を参照されたい。＞

　本邦大腸癌治療ガイドラインにおいて，大腸癌腹膜播種に対する治療としては，その初版（2005 年版）[1] での「P1 の場合には原発巣切除とともに完全切除が望ましい」との記載以来，一貫して，過大な侵襲を伴わずに切除可能な限局性播種は外科的切除（原発巣切除とともに播種切除を行う R0 切除）が望ましい，と記載されてきた。しかし，その根拠として引用される文献は，2016 年版[2] までは和文論文や Cytoreductive surgery 論文であるという問題があった。そういった背景の中，この数年間に本邦から播種巣切除の英語論文が複数出版され，2019 年版[3] ではそのいくつかが引用されるに至った。2019 年版[3] では，「CQ：腹膜転移を認めた場合，原発巣と同時に切除することは推奨されるか？」の問いに対して，「限局性転移（P1，P2）で過大侵襲とならない切除であれば，原発巣と同時に腹膜転移を切除することを強く推奨する。（推奨度 1・エビデンスレベル C）」と記載されている。以下に，本邦からの播種巣切除の英語論文を紹介する。主に後方視的観察研究であるが，その数値には再現性がある。

　大腸癌研究会の「腹膜播種 grading」プロジェクト研究として行った，1991-2007 年に大腸癌同時性腹膜播種症例（564 症例）を対象とした多施設共同研究では，28％に R0 切除が行われ，その生存期間中央値は 2.5 年，5 年生存率は 32.4％であり，それ以外の症例（生存期間中央値 1.0 年，5 年生存率 4.7％）と比べ，良好な予後であった[4]。同じ集団で，他の血行性転移を伴わない P1 症例で R0 切除を行った 72 例に限って検討したところ，その 71％が再発するものの，5 年生存率は 36.4％であった[5]。また，単施設からも報告があり，1971-2016 年に大腸癌同時性腹膜播種症例 496 例の中で，R0 切除は 94 例（19％）に行われ，その中で他の血行性転移を伴わない 78 例の検討では，生存期間中央値は 33.4 カ月，5 年生存率は 28.7％であった[6]。特記すべきこととしては，5 年以上の長期生存例の約半数（17 例のうち 9 例）は術後補助化学療法を受けておらず，播種の外科的切除の有用性が示唆される

結果であった[6]。同じ施設からの 1997-2013 年大腸癌同時性腹膜播種症例 248 例の検討では，全症例の生存期間中央値は 16.2 カ月，3 年生存率は 19.5％であったが，R0 切除を行った 34 例（14％）に限れば生存期間中央値は 29.9 カ月，3 年生存率は 48.3％と良好であった[7]。以上のように，播種の R0 切除症例の良好な長期予後や長期生存例が複数報告されている。よって，播種巣切除の有効性を証明する大規模臨床試験はないものの，同時性腹膜播種症例の中で R0 切除により恩恵を受ける症例が少なからずあることは間違いない。現在行われている大腸癌研究会プロジェクト研究の前向き観察研究では，登録された 146 例の中で 36 例（25％）に R0/R1 切除が行われたと報告されている[8]。以上から，同時性腹膜播種症例の 1/5〜1/4 の症例で R0 切除の適応となり，その場合の生存期間中央値は約 30 カ月と考えられる。特に，他の血行性転移を伴わない限局性腹膜播種での中で R0 切除が可能な症例は，外科的切除の積極的な適応である。

　一方，異時性の腹膜播種再発に対する外科的切除の有用性に関しては，本邦からの報告が近年散見されるが，いずれも少数例の報告である。異時性腹膜播種に対する外科的切除の有用性は現時点では明らかでなく，今後も検討が必要である。

▨ 明日への提言

・大腸癌腹膜播種に対して本邦は独自の治療戦略をとってきた。本邦で通常行われている「播種巣の切除」は，海外で行われている cytoreductive surgery ± HIPEC とは異なる。

・本邦から播種巣切除の英語論文は，これまでほぼ皆無であったが，この数年の間に複数出版された。エビデンスレベルは高くはないが，本邦の治療戦略を支持する結果であり，本 CQ に対してはガイドライン委員全員一致で「強く推奨する」とした。

・異時性腹膜播種も含めて，播種に対する外科的切除の有用性に関して，今後もエビデンスを蓄積していく必要がある。

▨ 検索資料・参考にした二次資料

　データベース：PubMed　期間：2000-2020　keyword・件数：colorectal cancer, peritoneal metastasis, surgery を keyword として PubMed（2000 年〜）で検索を行ったところ，1,486 件がヒットしたが，外科的治癒切除（R0 切除）に関してはその大半が cytoreductive surgery ± HIPEC に関する報告であった。

　本邦で通常行われている「播種巣の切除」に絞ると，ランダム化前向き臨床試験結果を根拠としたエビデンスはない。R0 切除 50 例以上での報告は，大腸癌研究会の「腹膜播種 grading」プロジェクト研究の後方視的研究（文献 4，5）および現在進行形の前向き観察研究（文献 8），単施設からの 2 つの報告（文献 6，7）のみであった。

引用・参考文献

1）大腸癌研究会編 . 大腸癌治療ガイドライン 医師用 2005 年版 . 金原出版 , 2005.
2）大腸癌研究会編 . 大腸癌治療ガイドライン 医師用 2016 年版 . 金原出版 , 2016.
3）大腸癌研究会編 . 大腸癌治療ガイドライン 医師用 2019 年版 . 金原出版 , 2019.
4）Kobayashi H, Kotake K, Funahashi K, et al.; Study Group for Peritoneal Metastasis from Colorectal Cancer by the Japanese Society for Cancer of the Colon and Rectum. Clinical benefit of surgery for

4
章

大
腸
癌

stage IV colorectal cancer with synchronous peritoneal metastasis. J Gastroenterol. 2014; 49: 646-54.

5) Sato H, Maeda K, Kotake K, et al. Factors affecting recurrence and prognosis after R0 resection for colorectal cancer with peritoneal metastasis. J Gastroenterol. 2016; 51: 465-72.

6) Shida D, Tsukamoto S, Ochiai H, et al. Long-Term Outcomes After R0 Resection of Synchronous Peritoneal Metastasis from Colorectal Cancer Without Cytoreductive Surgery or Hyperthermic Intraperitoneal Chemotherapy. Ann Surg Oncol. 2018; 25: 173-8.

7) Shida D, Yoshida T, Tanabe T, et al. Prognostic impact of R0 resection and targeted therapy for colorectal cancer with synchronous peritoneal metastasis. Ann Surg Oncol 25: 1646-53.

8) Shida D, Kobayashi H, Kameyama M, et al. Factors affecting R0 resection of colorectal cancer with synchronous peritoneal metastases: a multicenter prospective observational study by the Japanese Society for Cancer of the Colon and Rectum. Int J Clin Oncol. 2020; 25: 330-7.

CQ 7

大腸癌腹膜播種（同時性ならび異時性）に対して
完全減量切除＋腹腔内温熱化学療法（CRS＋HIPEC）を推奨するか？

ステートメント

大腸癌腹膜播種（同時性ならびに異時性）に対する完全減量手術（CRS）＋腹膜内温熱化学療法（HIPEC）は主に海外の専門施設で行われており，比較的良好な長期・短期手術成績の報告があり，各国のガイドラインでも条件・注釈つきで推奨・記載されているが，本邦でのエビデンスは乏しく，現時点で明確な推奨はできない。

推奨なし　エビデンスの強さ：B　行うことを弱く推奨64%（11/17），行わないことを弱く推奨する24%（4/17），行わないことを強く推奨する6%（1/17），推奨なし6%（1/17）

解説

益 生存期間の延長
害 高い合併症率

　近年，欧米の専門施設を中心に，大腸癌腹膜播種に対する完全減量切除＋腹腔内温熱化学療法の有効性と安全性，さらに慎重な患者選択により治療効果を高められること，が数多く報告され[1-5]，欧米各国の治療ガイドラインに収載されてきている[6-8]。完全減量切除＋腹膜内温熱化学療法では，腹膜転移の存在する壁側腹膜と臓側腹膜（臓器）を肉眼的に完全切除した後に，30-90分の腹腔内（温熱）化学療法により顕微鏡的病変の死滅を図る。小腸および間膜，後腹膜，肝十二指腸間膜などに広範囲に腹膜転移が存在する場合は適応とならないことが多い。最近の報告では手術合併症率23-31%，手術死亡率0-6%，5年全生存率は32-44%であり，化学療法よりも良好であると報告されている[1-5,9-12]。生存に最も寄与する因子は腹膜播種スコア（PCI）であり，腹膜転移の程度が低いほど（PCI<10，15，20）良好な生存が得られる[2-5]。

　2018年ASCOにおいて，大腸癌腹膜転移症例に対する完全減量切除＋腹腔内温熱化学療法（HIPEC）群と完全減量切除単独（non-HIPEC）群の全生存率を比較したフランス多施設共同無作為ランダム化比較試験（PRODIGE 7）の結果が発表された。中央値63.8カ月の観察期間において，全生存期間の中央値は両群でそれぞれ41.7カ月，41.2カ月，術後死亡率は変わらないものの術後合併症率（60日）はHIPEC群においてno-HIPEC群の2倍であった。結論としては，腹腔内温熱化学療法の上乗せ効果は認められず，むしろ有害であるとするものであるが，①完全減量切除単独群の成績が予想以上に良好であったこと，②それに伴う試験建付けの問題，③薬剤としてのオキサリプラチンの妥当性，④多施設（17施設）における手術手技のクォリティコントロールの問題，といったいくつかの問題点が挙げられているほか，PCI 11-15といった中等度播種例においてはHIPECの有効性が示唆

されたことなどが指摘されている。腹腔内温熱化学療法の有無にかかわらず40％近くの5年全生存が得られており，腹膜転移に対する積極的切除が有効であることも確認された[12]。

　大腸癌腹膜播種に対する完全減量切除＋腹腔内温熱化学療法は，これまでのケースシリーズの蓄積，メタアナリシス，システマティックレビューなどからなるエビデンスに基づき，欧米においては各国のガイドラインに収載もしくは記載され[6-8]，専門施設において積極的に行われているが，本邦におけるエビデンスは極めて乏しい。また，本手技や抗癌剤の腹腔内投与は本邦において保険収載されていないため，適切なインフォームドコンセントを得た上で自費診療または臨床試験などとして行う必要がある。

▌明日への提言

　欧米の専門施設からの報告で，一部の大腸癌腹膜転移症例に対するCRS＋HIPECは臨床的有用性があることが示唆されているが，本邦におけるエビデンスの創出とともに本治療に関する知識や技術に習熟した医療者の育成が望まれる。

▌検索資料・参考にした二次資料

　データベース：PubMed　期間：2000-2020　keyword・件数：大腸癌腹膜播種（colorectal peritoneal metastasis/carcinomatosis），完全減量手術（cytoreductive surgery），腹腔内温熱化学療法（hyperthermic intraperitoneal chemotherapy）を用いてPubMed（2000年〜）で検索を行ったところ，663件がヒットした。

　その中で，ランダム化前向き臨床試験2件，診療ガイドライン3件，システマティックレビューおよびメタアナリシス4件，症例数の多い多施設後ろ向き観察研究2件，化学療法との比較に関する論文を1件の，合計12件の文献を選択した。

引用・参考文献

1) Verwaal VJ, van Ruth S, de Bree E, et al. Randomized trial of cytoreduction and hyperthermic intraperitoneal chemotherapy versus systemic chemotherapy and palliative surgery in patients with peritoneal carcinomatosis of colorectal cancer. J Clin Oncol. 2003; 21: 3737-43.

2) Glehen O, Kwiatkowski F, Sugarbaker PH, et al. Cytoreductive surgery combined with perioperative intraperitoneal chemotherapy for the management of peritoneal carcinomatosis from colorectal cancer: a multi-institutional study. J Clin Oncol 2004; 22: 3284-92.

3) Franko J, Ibrahim Z, Gusani NJ, et al. Cytoreductive surgery and hyperthermic intraperitoneal chemoperfusion versus systemic chemotherapy alone for colorectal peritoneal carcinomatosis. Cancer. 2010; 116: 3756-62.

4) Elias D, Gilly F, Boutitie F, et al. Peritoneal colorectal carcinomatosis treated with surgery and perioperative intraperitoneal chemotherapy: retrospective analysis of 523 patients from a multicentric French study. J Clin Oncol. 2010; 28: 63-8.

5) Mirnezami R, Mehta AM, Chandrakumaran K, et al. Cytoreductive surgery in combination with hyperthermic intraperitoneal chemotherapy improves survival in patients with colorectal peritoneal metastases compared with systemic chemotherapy alone. Br J Cancer. 2014; 111: 1500-8.

6) National Institute for Health and Clinical Excellence (NICE). Cytoreduction surgery followed by hyperthermic intraoperative peritoneal chemotherapy for peritoneal carcinomatosis. Interventional procedures guidance [IPG331]. 2010. [Accessed march.2, 2021]. https://www.nice.org.uk/guidance/ipg331

7) NCCN Clinical Practice Guideline in Oncology. Version 4. 2020

http://www.nccn.org/professionals

8）Van Cutsem E, Cervantes A, Adam R, et al. ESMO consensus guidelines for the management of patients with metastatic colorectal cancer. Ann Oncol. 2016; 27: 1386-422.

9）Mirnezami R, Moran BJ, Harvey K, et al. Cytoreductive surgery and intraperitoneal chemotherapy for colorectal peritoneal metastases. World J Gastroenterol. 2014; 20: 14018-32.

10）Baratti D, Kusamura S, Pietrantonio F, et al. Progress in treatments for colorectal cancer peritoneal metastases during the years 2010-2015. A systematic review. Crit Rev Oncol Hematol 2016; 100: 209-22.

11）Huang CQ, Min Y, Wang SY, et al. Cytoreductive surgery plus hyperthermic intraperitoneal chemotherapy improves survival for peritoneal carcinomatosis from colorectal cancer: a systematic review and meta-analysis of current evidence. Oncotarget. 2017; 8: 55657-83.

12）Quenet F, Elias D, Roca L, et al. A UNICANCER phase III trial of hyperthermic intra-peritoneal chemotherapy (HIPEC) for colorectal peritoneal carcinomatosis (PC): PRODIGE 7. J Clin Oncol. 2018; 36: (suppl): LBA3503.

CQ 8

大腸癌腹膜播種に対する緩和手術を推奨するか？

ステートメント

大腸癌腹膜播種に対して緩和手術を行うことを条件付きで推奨する。手術侵襲とリスク，術後に期待される QOL，生命予後を考慮して適応を決定すべきである。

推奨の強さ：**弱い**　エビデンスの強さ：**D**　合意率：**100%（17/17）**

解説

益 症状緩和

害 合併症

　腹膜播種に対する緩和手術は主に腫瘍による消化管閉塞に対して適応となり，消化管閉塞に対する手術には経口摂取を目的とした腸管切除，バイパス手術，人工肛門造設があり，閉塞部位，腹膜播種の分布により術式が決定される。大腸癌腹膜播種において，緩和手術の症状緩和に対する有用性は後ろ向き研究で散発的に少数報告されているが，前向き試験の報告はない。消化器癌と婦人科癌を対象とした腹膜播種に対する緩和手術を検証したシステマティックレビュー[1] では，緩和手術により 45-75％の症例で経口摂取が可能となり，6-47％で再閉塞をきたし，32-71％は手術 60 日後に経口摂取が可能であった。一方，周術期死亡率は 6-32％，重篤な合併症発生率は 7-44％でありいずれも高率である。生命予後において手術施行群は手術非施行群に比べて良好であるが，患者・腫瘍背景に交絡因子があり手術自体が生命予後に与える影響は明らかではない。しかし，経口摂取が可能となることで化学療法が継続可能となることがあり予後の向上に期待できる。患者因子である高齢，Performance status 不良と腫瘍因子である多発消化管閉塞，広範囲の腹膜播種，小腸閉塞，体外より触知できる腹膜播種の存在，腹水貯留は手術後の予後不良因子とされている[2]。

　大腸癌腹膜播種に対する緩和手術の成績についての報告はさらに少ない。本邦からの 21 例で検討された緩和手術の成績によると，腹水 100 mL 以上の症例は緩和手術による症状緩和の効果は不良であった[3]。また，腹膜播種単独の遠隔転移を有する大腸癌における原発巣切除群とバイパス術または人工肛門造設術施行群を比較した 138 例の傾向スコアマッチングの解析では，原発巣切除群において生命予後が良好であった[4]。

　一方，大腸癌腹膜播種の消化管閉塞に対して，腸管切除，バイパス手術，人工肛門造設，消化管ステントが不適当な症例に対して，中～長期にわたる消化管減圧を目的に外科的または内視鏡的胃瘻造設が適応となることがある。緩和手術後の消化管再閉塞は 6-74％で発生し，その再手術は死亡率 23％，合併症率 46％とともに高率であるため，消化管再閉塞に対しては緩和手術として胃瘻造設が考慮される[2]。

　以上より大腸癌腹膜播種に対する緩和手術は選択的な症例において経口摂取再開や消化器症状の緩和により QOL，予後が改善する可能性があり弱く推奨される。ただし，全身状

態が不良，または腹膜播種が高度に進行した症例では手術リスクが高くなり手術手技も限定的となるため，術後に期待される QOL，生命予後を考慮して適応を決定すべきである。

明日への提言

大腸癌腹膜播種における緩和手術の意義について良質なエビデンスを構築するために，手術後の QOL を評価した大規模なコホート研究が必要となる。また，緩和手術の適応を明確にするために，緩和手術が生命予後に与える因子も検討する必要がある。

検索資料・参考にした二次資料

データベース：PubMed　期間：2000-2020　keyword・件数：大腸癌（colorectal cancer），腹膜播種（peritoneal carcinomatosis），緩和手術（palliative surgery）を keyword として PubMed（2000 年～）で検索を行ったところ，186 件がヒットした。

緩和手術についてランダム化および非ランダム化の前向き臨床試験結果を根拠としたエビデンスには到達せず，分析疫学的コホート研究が 2 件抽出された。

引用・参考文献

1) Olson TJP, Pinkerton C, Brasel KJ, et al. Palliative surgery for malignant bowel obstruction from carcinomatosis: a systematic review. JAMA Surg. 2014; 149: 383-92.
2) Santangelo ML, Grifasi C, Criscitiello C, et al. Bowel obstruction and peritoneal carcinomatosis in the elderly. A systematic review. Aging Clin Exp Res. 2017; 29(Suppl 1): 73-8.
3) Higashi H, Shida H, Ban K, et al. Factors affecting successful palliative surgery for malignant bowel obstruction due to peritoneal dissemination from colorectal cancer. Jpn J Clin Oncol. 2003; 33: 357-9.
4) Jeong SJ, Yoon YS, Lee JB, et al. Palliative surgery for colorectal cancer with peritoneal metastasis: a propensity-score matching analysis. Surg Today. 2017; 47: 159-65.

大腸癌腹膜播種（同時性ならび異時性）治癒切除例に対する術後補助化学療法を推奨するか？

ステートメント

大腸癌腹膜播種（同時性ならび異時性）治癒切除例に対する腹膜播種治癒切除後の術後補助化学療法を弱く推奨する。ただし，推奨される化学療法レジメンは確立していない。

推奨の強さ：**弱い**　エビデンスの強さ：**D**　合意率：**94%（16/17）**

解説

益 生存率向上，再発率低下

害 コスト，有害事象

　切除可能な同時性限局性腹膜転移を有する大腸癌において，原発巣とともに腹膜播種巣を同時切除することが予後良好因子として報告されている[1,2]。さらに術後補助化学療法は独立した予後因子として抽出された[1]。しかし，大腸癌腹膜播種に対する根治切除後の補助化学療法の有用性を検証したランダム化比較試験の報告はない。これまでに同時性腹膜転移に対して根治切除がなされた症例の後方視的な予後解析の結果が報告されている[3,4]。1997年から2007年の大腸癌研究会（JSCCR）のデータベースを用いて，他に遠隔転移がない同時性腹膜播種（JSCCR分類でP1のみ）に対してR0切除がなされた72例の解析結果が報告された[3]。腹腔内温熱化学療法（HIPEC）施行例は対象外であった。術後補助化学療法としてイリノテカンまたはオキサリプラチンを含んだ治療（intensive chemotherapy）は，それ以外の治療（non-intensive chemotherapy）に比較して生存期間延長に関与し，多変量解析でも予後良好因子として抽出された（5年生存率：87.5% vs. 30.4%；HR9.16, 1.24-67.8, p=0.04）。一方，1971年から2016年に国立がんセンターで治療された同様な対象78例の解析結果が報告された（ただし，P1以外にP2も対象に含まれた）。しかし，予後の多変量解析で術後補助化学療法の有無と治療レジメンは予後因子として抽出されなかった[4]。これらの研究は後方視的な少数例の解析であること，解析対象が研究コホート間で統一されていないこと，また術後補助化学療法の投与基準・レジメンが統一されたものでないことから同時性腹膜転移切除に対する術後補助化学療法の有用性についてはさらなる解析が必要である。さらに異時性腹膜転移に対するR0切除の適応はかなり制限されるため，今後症例データの蓄積が必要である。また，長期的な化学療法により病勢制御が得られた腹膜転移に対する根治切除の意義についても今後検討が必要である。

　術後補助化学療法レジメンの選択については，2020年に本邦から大腸癌肝転移切除後患者を対象としたmFOLFOX6療法と手術単独のランダム化比較試験（JCOG0603試験）の結果が報告された。その結果，術後補助FOLFOX療法は有意に無病生存期間を延長したが，生存期間の改善に関与しなかった[5]。

　以上より，後方視的研究の報告に留まるが，同時性腹膜播種の R0 治癒切除後の術後補助化学療法は予後延長を目的として行うことを弱く推奨する。化学療法レジメンについてはオキサリプラチン併用レジメンが候補であるが，最適な治療レジメンについては今後の検討課題である。

▌明日への提言

　大腸癌の同時性腹膜転移切除に対する術後補助化学療法が予後規定因子となり得るかは明らかとなっていない。今後症例データの蓄積とともに最適な治療レジメンを選択するための臨床試験の実施が望まれる。

▌検索資料・参考にした二次資料

　データベース：PubMed　期間：2000-2020　keyword・件数：PubMed（2000 年〜）で大腸癌（colorectal cancer），腹膜播種（peritoneal metastasis），術後補助化学療法（adjuvant chemotherapy）を keyword として検索したところ 163 件がヒットした。

　腹腔内温熱化学療法（hyperthermic intraperitoneal chemotherapy：HIPEC）を併用しない全身化学療法による術後補助薬物療法の有効性を示した前向き臨床試験のエビデンスに乏しいため，術後補助化学療法を変数に含むコホート研究および症例報告として 12 件の論文を選択した。

引用・参考文献

1) Kobayashi H, Kotake K, Funahashi K, et al.; Study Group for Peritoneal Metastasis from Colorectal Cancer by the Japanese Society for Cancer of the Colon and Rectum. Clinical benefit of surgery for stage IV colorectal cancer with synchronous peritoneal metastasis. J Gastroenterol. 2014; 49: 646-54.
2) Kobayashi H, Kotake K, Sugihara K. Outcomes of surgery without HIPEC for synchronous peritoneal metastasis from colorectal cancer: data from a multi-center registry. Int J Clin Oncol. 2014; 19: 98-105.
3) Sato H, Maeda K, Kotake K, et al. Factors affecting recurrence and prognosis after R0 resection for colorectal cancer with peritoneal metastasis. J Gastroenterol. 2016; 51: 465-72.
4) Shida D, Tsukamoto S, Ochiai H, et al. Long-Term Outcomes After R0 Resection of Synchronous Peritoneal Metastasis from Colorectal Cancer Without Cytoreductive Surgery or Hyperthermic Intraperitoneal Chemotherapy. Ann Surg Oncol. 2018; 25: 173-8.
5) Kanemitsu Y, Shimizu Y, Mizusawa J, et al. A randomized phase II/III trial comparing hepatectomy followed by mFOLFOX6 with hepatectomy alone for liver metastasis from colorectal cancer: JCOG0603 study. J Clin Oncol. 2020; 38: 4005.

CQ 11

大腸癌腹膜播種（同時性ならびに異時性）に対する腹膜内化学療法（非温熱）を推奨するか？

ステートメント

CQ11-1　同時性もしくは異時性の腹膜播種に対し，（非温熱）腹腔内化学療法は行わないことを弱く推奨する。

推奨の強さ：**弱い**　エビデンスの強さ：**C**　合意率：**88%（15/17）**

CQ11-2　大腸癌術後の腹膜再発予防目的の術後（非温熱）腹腔内化学療法は行わないことを弱く推奨する。

推奨の強さ：**弱い**　エビデンスの強さ：**B**　合意率：**88%（15/17）**

解説

益 腹膜播種の制御，生存期間の延長
害 有害事象

　大腸癌における腹腔内化学療法は，hyperthermic intraperitoneal chemotherapy（HIPEC），early postoperative intraperitoneal chemotherapy（EPIC），and sequential postoperative intraperitoneal chemotherapy（SPIC）の3つに大別される[1]。いずれも，cytoreductive surgery（CRS）後の治療である事が一般的で，HIPEC については他項に詳細を譲り，本稿では EPIC，SPIC について述べる。

　EPIC は通常，術後 4-6 日間施行される一方，SPIC は術後数カ月間施行される。抗がん剤としては，5FU を主体としたレジメンが使用される。ランダム化試験は少ないが，CRS＋腹腔内化学療法（EPC & SPIC）と全身化学療法とをランダム比較した報告がある[2]。この報告では，CRS＋腹腔内化学療法群（5FU 550 mg/m^2 腹腔注入と leucovorin（Isovorin）30 mg/m^2 静脈注射併用 EPIC を施行後，4-5 週間隔で計6回（半年間）同様に SPIC として継続（n＝24））と，全身化学療法群として FOLFOX6 を 12 サイクル（半年間）行った群（n＝24）を比較している。結果は MST＝25 カ月：18 カ月（p＝0.04）と有意に CRS＋腹腔内化学療法群が良好であった。しかしこの試験は症例集積不良にて途中中止された試験の結果で症例数も少なく，エビデンスレベルは低いと考える。また 5FU と mitomycin C を用いた EPIC を HIPEC と比較し，5年生存率が不良で，消化管穿孔も多かったというレトロスペクティブな報告や[3]，コホートスタディやケースコントロールスタディにおいて SPIC が HIPEC より予後不良であった報告も見られる[4,5] ことから，EPIC や SPIC といった非温熱腹腔内化学療法は大腸癌腹膜播種に対して有効といえる報告は出ていないと判断される。

　一方，HIPEC に EPIC や SPIC を組み合わせる方法も検討されているが，未だ，その有

用性は議論の分かれるところである[6, 7]。

　いずれにせよ上記の腹腔内投与法はいずれも現時点で本邦において保険承認されておらず，臨床試験でのさらなる知見の集積が待たれるところである。

　腹膜再発予防の術後補助化学療法としての腹腔内化学療法について，Noura らは mitomycin C の腹膜再発予防としての腹腔内化学療法の有用性を報告している[8]が，症例数が少ないレトロスペクティブな報告である。ランダム化試験では，5FU/LV の腹腔内＆静注療法が，5FU/levamizole 療法と比較し，Stage III or T4 症例に有用であった報告もある[9]。しかし 1998 年の報告であり，対照となる全身化学療法が異なる現在ではあくまで参考結果といえる。その他のランダム化試験では 5FU の EPIC により無治療と比較し，再発リスクを低下したとの報告もあるが[10]，生存期間は Stage II のみに有意な延長が認められ，Stage III を含めた全体では negative な結果であった。Nordlinger らの第 III 相試験の報告では[11]，Stage II もしくは Stage III 患者を対象として，5FU ベースの全身化学療法群（n＝753）と術後 5FU の腹腔内化学療法（EPIC）もしくは経門脈的化学療法を受けた後，5FU ベースの全身化学療法を続けて行った群（それぞれ n＝415，n＝235）との比較において再発・生存どちらも両群に差は認められなかった。

　以上の結果から，腹膜再発予防目的の術後（非温熱）腹腔内化学療法は有用であるとはいえず，上記の中で mitomycin C の腹腔内投与以外，保険承認された投与法はない。

明日への提言

　今回（非温熱）腹腔内化学療法は，主に海外で行われている腹腔内温熱化学療法（HIPEC）に比べ，エビデンス的に推奨し難いとの結果となったが，HIPEC が限られた施設でしか行えない本邦では，対象やレジメン，投与法などの工夫の余地が残る治療法であるともいえる。今後，臨床試験において，その有用性の検討を重ねていく事が重要と考えられる。

検索資料・参考にした二次資料

　データベース：PubMed　期間：2000-2020　keyword・件数：PubMed（2000 年〜）を用いて「colorectal cancer」および「intraperitoneal chemotherapy」をキーワードとしたところ，354 件の論文がヒットした。

　その中から EPIC もしくは SPIC について検討された 32 論文を抽出した。

引用・参考文献

1) Murono K, Kawai K, Hata K, et al. Regimens of Intraperitoneal Chemotherapy for Peritoneal Carcinomatosis from Colorectal Cancer. Anticancer Res. 2018; 38: 15-22.

2) Cashin PH, Mahteme H, Spång N, et al. Cytoreductive surgery and intraperitoneal chemotherapy versus systemic chemotherapy for colorectal peritoneal metastases: A randomised trial. Eur J Cancer. 2016; 53: 155-62.

3) Elias D, Benizri E, Di Pietrantonio D, et al. Comparison of two kinds of intraperitoneal chemotherapy following complete cytoreductive surgery of colorectal peritoneal carcinomatosis. Ann Surg Oncol. 2007; 14: 509-14.

4) Cashin PH, Graf W, Nygren P, et al. Intraoperative hyperthermic versus postoperative normothermic intraperitoneal chemotherapy for colonic peritoneal carcinomatosis: a case-control study. Ann Oncol. 2012; 23: 647-52.

5）Cashin PH, Graf W, Nygren P, et al. Cytoreductive surgery and intraperitoneal chemotherapy for colorectal peritoneal carcinomatosis: prognosis and treatment of recurrences in a cohort study. Eur J Surg Oncol. 2012; 38: 509-15.

6）Glehen O, Kwiatkowski F, Sugarbaker PH, et al. Cytoreductive surgery combined with perioperative intraperitoneal chemotherapy for the management of peritoneal carcinomatosis from colorectal cancer: a multi-institutional study. J Clin Oncol 2004; 22: 3284-92.

7）Chua TC, Liauw W, Zhao J, et al. Comparative analysis of perioperative intraperitoneal chemotherapy regimen in appendiceal and colorectal peritoneal carcinomatosis. Int J Clin Oncol. 2013; 18: 439-46.

8）Noura S, Ohue M, Shingai T, et al. Effects of intraperitoneal chemotherapy with mitomycin C on the prevention of peritoneal recurrence in colorectal cancer patients with positive peritoneal lavage cytology findings. Ann Surg Oncol 2011; 18: 396-404.

9）Scheithauer W, Kornek GV, Marczell A, et al. Combined intravenous and intraperitoneal chemotherapy with fluorouracil + leucovorin vs fluorouracil + levamisole for adjuvant therapy of resected colon carcinoma. Br J Cancer. 1998; 77: 1349-54.

10）Vaillant JC, Nordlinger B, Deuffic S, et al. Adjuvant intraperitoneal 5-fluorouracil in high-risk colon cancer: a multicenter phase III trial. Ann Surg. 2000; 231: 449-56.

11）Nordlinger B, Rougier P, Arnaud JP, et al. Adjuvant regional chemotherapy and systemic chemotherapy versus systemic chemotherapy alone in patients with stage II-III colorectal cancer: a multicentre randomised controlled phase III trial. Lancet Oncol. 2005; 6: 459-68.

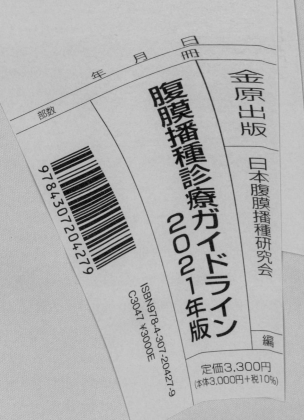

金原出版

日本腹膜播種研究会 編

腹膜播種診療ガイドライン 2021年版

ISBN978-4-307-20427-9
C3047 ¥3000E

定価3,300円
(本体3,000円＋税10%)

がん
補充注文カード
書店（帖合）印

部数　　　　冊　　月　日　年

5章 ── 腹膜偽粘液腫

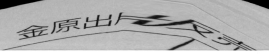

▶ はじめに

腹膜偽粘液腫（pseudomyxoma peritonei：PMP）は臨床学的病態としては腹腔内の一部から全体にゼリー状粘液が貯留する疾患群の総称である。定義としては，Carr ら[1]が提唱する病理学的に infiltrative でないもの，虫垂壁や多臓器への浸潤があっても"broad front invasion"と呼ばれる様式で，さらに腹水の循環に乗って粘液とともに腹腔内に拡散する"redistribution phenomenon"による播種が主な様式である腫瘍と考えられている。（腹腔内進展の機序について分子生物学的説明が可能な一般の腹膜播種とは異なる。）

発症原因は明確になっていないが，原発部位は虫垂腫瘍（腫瘍性，非腫瘍性）からが約90％，卵巣癌が約7％と報告されている。発生頻度としては100万に1-2人にのみ生じる希少疾患であり[2]，大規模ランダム化試験の結果はなく，様々な施設から報告結果がまとめられているが標準治療の見解までは至っておらず，現在まで本邦において腹膜偽粘液腫治療ガイドラインはない。

腹膜偽粘液腫の診断の重要な点は原発巣における病理学的診断（質的診断）と病変の範囲（量的診断：腹腔内評価）であり，各治療に対する反応性を含めて予後に大きく関与している。

一般的に原発部位として多い虫垂における腹膜偽粘液腫の主たる組織型は大腸癌取扱い規約[3]に記載されている（WHO 分類との整合性を考慮）低異型度の粘液性虫垂腫瘍（mucinous appendiceal neoplasms）であり，リンパ節の他，遠隔転移の頻度は低いとされる[4]。また粘液を産生し，異型度の高い腺癌は大腸腫瘍の分類を基本として粘液癌と定めているが，腹膜偽粘液腫の原因になり得ることも記載されている。海外からの代表的な報告としては，1995 年に Ronnett[5]が，①組織型が悪性である peritoneal mucinous carcinomatosis（PMCA），②豊富な細胞外粘液・線維質により構成された腺腫様粘液上皮を有し，細胞成分が少なく良性の組織型である disseminating peritoneal adenomucinosis（DPAM），③高分化粘液腺癌ならびに腺腫の PMCA と DPAM の両方の成分を含む場合，または PMCA と同様の腺腫構造を有するが，良性，悪性の判断が不能である中間悪性型の PMCA intermediate malignancy（PMCAim）の 3 群に分類した。その後 2003 年に Misdraji[6]が① low-grade appendiceal mucinous neoplasm（LAMN），② mucinous adenocarcinomas（MACAs），③ discordant（3%）の 3 群に分類し，2006 年には，Bradly[7]が① mucinous carcinoma peritonei low grade（MCP-L），② mucinous carcinoma peritonei high grade（MCP-H）の 2 群に分類している。また 2010 年には WHO[4]から① low grade，② high grade の 2 群の分類法が報告された。

近年では，2016 年に Peritoneal Surface Oncology Group International（PSOGI）[1]において，① acellular mucin，② low-grade mucinous carcinoma peritonei/DPAM，③ high-grade mucinous carcinoma peritonei/PMCA，④ high-grade mucinous carcinoma peritonei with signet ring cell/PMCA-S の 4 分類法の報告がなされた。論文の検索では記載のいずれかの分類を用いた報告が大多数を占めている。しかし組織型を決定するときにはいくつか問題もある。1）各組織型はスペクトルを形成して境界症例があり，同じ組織像でも病理医によって診断が異なる場合があること，2）播種の部位によって組織型に heterogeneity が見られ，また原発巣と播種巣で組織型が異なること，以上から多くの部位の組織診断を行うことが望ましいとされている。

病変の範囲（量的診断：腹腔内評価）の評価法としては詳細に検討した報告はない。腹膜偽粘液腫の主病が腫瘍細胞から腹腔内の部分的から全体的にわたり細胞外に分泌されたゼリー状の粘液貯留であり，約90％以上が粘液の塊で占められていることにより[8]，画像所見ならびに手術時において腫瘍細胞と粘液塊との有用な判別法がないことが原因と考えられる。現在本邦では大腸癌取扱い規約[3]に沿ったP分類法にて表記されていることが多いが，近年では国際的に腹膜播種を数量化する指標であるPCI[9]も用いられつつある。しかし腫瘍の範囲を正確に判定しているか，疑問の残るところである。

腹膜偽粘液腫の診断

臨床診断には一般的にCT検査が最も使用されており，虫垂の低異型度の粘液性虫垂腫瘍では低吸収性の虫垂内腔が拡張した像が見られ[10]，また石灰化像，径2cm以上の腫瘍ならびに虫垂壁の不整像は悪性の所見と考えられている[11]。さらに腹腔内の粘液貯留は腹水貯留と認識される場合も多いが，heterogenousで隔壁構造が認められる場合やomental caking，実質臓器の表面におけるscalloping所見が見られことも多い。

その他，腹部超音波検査は簡便かつ非侵襲的であり有用な検査であり，肥厚した腹膜や大網の無エコー領域[12]，MRIではT2強調で高信号，T1強調では低信号として描出され，粘液中の隔壁構造が特徴的な所見である[13]。

腹膜偽粘液腫の治療

治療については，現在本邦では大部分の施設では腫瘍が繰り返し切除される減量手術法が一般的治療として行われている。その予後は5年/10年生存率は15.3～20％/0～8.3％と予後不良と報告がなされている[14]。世界的に見てみると1990年以前までは，同様に減量手術を繰り返す治療法が行われていたが，1990年後半にSugarbakerが完全減量手術に加えて腹腔内温熱化学療法（hyperthermic intraperitoneal chemotherapy：HIPEC）を行うことにより，5年生存率が80％以上になることが報告[15]され，現在，海外では完全減量手術＋HIPEC療法が腹膜偽粘液腫に対する最も有用な治療法と位置づけられている[16]。

その治療の方法は（completeness of cytoreduction score：CC score），腹膜切除を行い肉眼的に完全切除（CC-0）もしくは残存腫瘍径が2.5mm未満（CC-1）にし，その後に腹腔内に抗がん剤を含めた生理食塩水を42-43℃の温度で0.5-1.5時間灌流し残存し得る微小転移を治療することである[4]。2012年に発表されたChuaらの16施設の完全減量手術＋HIPECを施行した腹膜偽粘液腫患者2,298症例の解析では，その5年/10年生存率は74％/63％と良好な長期予後が報告されている[16]。本治療法は高侵襲を伴い，当初は合併症の発症率が高く，問題視された時期もあったが，症例の集積を図るセンター化を行うことにより，合併症率の低下と長期成績が得られ，今や欧米において標準治療となっている[16,17]。ただし，本邦ではHIPECの保険適応はなく，一部の専門医療機関でのみの施行にとどまっている。

腹膜偽粘液腫に対する化学療法

化学療法については，腹腔内化学療法と全身化学療法について報告されている。腫瘍減量手術＋HIPECに加えて術後1～5日目に腹腔内化学療法を行うearly postoperative intraperitoneal chemotherapy（EPIC）の報告が多い[18]。上記の Chua らの報告では腹膜偽粘液腫患者 2,298 症例中の 668 例に EPIC が施行されており，EPIC を追加することで全生存が改善する可能性が単変量解析で示されたが，多変量解析では独立した因子とはならなかった[16]。全身化学療法に関しては，まとまった報告に乏しい状況にはあるが，high grade 腹膜偽粘液腫に関してはその有効性がある程度明らかになっている[19]。後方視的なコホート研究からの根拠に留まるものの，特に中〜低分化型腺がんの場合には，完全減量手術後の術後補助全身化学療法により予後延長が示唆されていることから，腹膜偽粘液腫治癒切除後の術後補助化学療法は組織学的悪性度を考慮して決定することが望ましいと考えられる。ただし，治療レジメンの検討は行われておらず，大腸癌または卵巣癌に準じて使用されることが多い。

　本章では，希少疾患である腹膜偽粘液腫について，大規模ランダム試験結果は少なく，エビデンスレベルは非常に乏しいものの，診断や治療についてクリニカルクエスチョンを設定し，システマティックレビューを行い，最重要と考えられる論文を主体として推奨度を決定，提示する。

引用・参考文献

1）Carr NJ, Cecil TD, Mohamed F, et al.; Peritoneal Surface Oncology Group International. A Consensus for Classification and Pathologic Reporting of Pseudomyxoma Peritonei and Associated Appendiceal Neoplasia: The Results of the Peritoneal Surface Oncology Group International (PSOGI) Modified Delphi Process. Am J Surg Pathol. 2016; 40: 14-26.

2）厚生労働省 . がん対策情報 .
https://www.mhlw.go.jp/stf/seisakunitsuite/bunya/kenkou_iryou/kenkou/gan/index.html

3）大腸癌研究会編 . 大腸癌取扱い規約　第 9 版 . 金原出版 , 2018.

4）Jacquet P, Sugarbaker PH. Current methodologies for clinical assessment of patients with peritoneal carcinomatosis. J Exp Clin Cancer Res. 1996; 15: 49-58.

5）Ronnett BM, Zahn CM, Kurman RJ, et al. Disseminated peritoneal adenomucinosis and peritoneal mucinous carcinomatosis. A clinicopathologic analysis of 109 cases with emphasis on distinguishing pathologic features, site of origin, prognosis, and relationship to "pseudomyxoma peritonei". Am J Surg Pathol. 1995; 19: 1390-408.

6）Misdraji J, Yantiss RK, Graeme-Cook FM, et al. Appendiceal mucinous neoplasms: a clinicopathologic analysis of 107 cases. Am J Surg Pathol. 2003; 27: 1089-103.

7）Bradley RF, Stewart JH, Russell GB, et al. Pseudomyxoma peritonei of appendiceal origin: a clinicopathologic analysis of 101 patients uniformly treated at a single institution, with literature review. Am J Surg Pathol. 2006; 30: 551-9.

8）Sugarbaker PH. Pseudomyxoma peritonei. Cancer Treat Res. 1996; 81: 105-19.

9）Portilla AG, Kusama S, Baratti D, et al. The intraoperative staging systems in the management of peritoneal surface malignancy. J Surg Oncol. 2008; 98: 228-31.

10）Carr NJ, McCarthy WF, Sobin LH. Epithelial noncarcinoid tumors and tumor-like lesions of the appendix. A clinicopathologic study of 184 patients with a multivariate analysis of prognostic factors. Cancer. 1995; 75: 757-68.

11）Kaneko M, Kawai K, Nozawa H, et al. Utility of computed tomography and 18 F-fluorodeoxyglucose with positron emission tomography/computed tomography for distinguishing appendiceal mucocele caused by mucinous adenocarcinoma from other pathologies. Colorectal Dis. 2020. Online ahead of print. ←※校了時要確認

12）Que Y, Tao C, Wang X, et al. Pseudomyxoma peritonei: some different sonographic findings. Abdom Imaging. 2012; 37: 843-8.

13) Himoto Y, Kido A, Fujimoto K, et al. A case of pseudomyxoma peritonei: visualization of septa using diffusion-weighted images with low b values. Abdom Radiol (NY). 2016; 41: 1713-7.

14) Moran B, Baratti D, Yan TD, et al. Consensus statement on the loco-regional treatment of appendiceal mucinous neoplasms with peritoneal dissemination (pseudomyxoma peritonei). J Surg Oncol. 2008; 98: 277-82.

15) Sugarbaker PH. Peritonectomy procedures. Ann Surg. 1995; 221: 29-42.

16) Chua TC, Moran BJ, Sugarbaker PH, et al. Early- and longterm outcome data of patients with pseudomyxoma peritonei from appendiceal origin treated by a strategy of cytoreductive surgery and hyperthermic intraperitoneal chemotherapy. J Clin Oncol. 2012; 30: 2449-56.

17) Ansari N, Chandrakumaran K, Dayal S, et al. Cytoreductive surgery and hyperthermic intraperitoneal chemotherapy in 1000 patients with perforated appendiceal epithelial tumours. Eur J Surg Oncol. 2016; 42: 1035-41.

18) Soucisse ML, Liauw W, Hicks G, et al. Early postoperative intraperitoneal chemotherapy for lower gastrointestinal neoplasms with peritoneal metastasis: a systematic review and critical analysis. Pleura Peritoneum. 2019; 4: 20190007.

19) Govaerts K, Lurvink RJ, De Hingh IHJT, et al.; PSOGI. Appendiceal tumours and pseudomyxoma peritonei: Literature review with PSOGI/EURACAN clinical practice guidelines for diagnosis and treatment. Eur J Surg Oncol. 2021; 47: 11-35.

腹膜偽粘液腫

CQ 2

腹膜偽粘液腫に対して減量手術（debulking surgery）を推奨するか？

ステートメント

完全減量手術と腹腔内温熱化学療法による治癒切除の適応がないもしくは切除不能の症例に対して，原発切除，両側付属器切除，大網切除，粘液ドレナージなどによる減量手術（maximal tumor debulking：MTD）を行うことを弱く推奨する。

推奨の強さ：**弱い**　エビデンスの強さ：**C**　合意率：**82%（14/17）**

解説

益 生存期間の延長，症状緩和
害 合併症

　減量手術を繰り返す治療（serial debulking surgery）はかつて行われていた治療法であるが，5年，10年全生存率はそれぞれ15.3〜20%，0〜8.3%と不良であった報告されている[1]。最近では，年齢や併存症などにより高侵襲手術である完全減量手術と腹腔内温熱化学療法（CRS＋HIPEC）の適応がない場合，いわゆる小腸および小腸間膜に病変が高度で肉眼的治癒切除が困難な症例に対して，減量切除（maximal tumor debulking：MTD）を行うことにより症状緩和と生存期間の延長の報告がなされている[2,3]。

　具体的には，原発切除（虫垂切除または回盲部切除），両側付属器切除，大網切除が選択される。MTDを選択せざるを得ないような症例では腫瘍の進展・浸潤・圧迫などによりもはや通常の解剖を失っていることが多く，ときに，全結腸切除（永久人工肛門造設）となることもある[3]。

　MTDを施行後は，1〜2年にわたり症状緩和およびQOLの改善を期待できるとされており[4]，約半数は約2年間無症状であったと報告されている[5]。また，治療成績に関しては，術死率は0〜2.5%，3年および5年全生存率は34〜66%，15〜39%と報告されている[3,5,6,7]。

　一回のMTDがserial debulkingよりも優れているかは未だ議論の余地がある[8]。一般的には，減量手術を繰り返すことにより癒着が高度となり，加えて病勢も進んでいるため，合併症率と術死率が増加すると考えられているが，複数回の減量切除は生存率を改善させたという報告もある[7,8]。

　減量手術に関するRandomized Controlled Trialは存在せず，十分なエビデンスがあるわけではない。しかしながら，短期および長期成績は許容される結果である。PMPは稀な疾患であり対応に苦渋することが多く，専門センターでの治療が推奨される。なお，減量手術という保険収載はないが，各術式の組み合わせであり，保険適応内で施行可能である。

明日への提言

全身状態不良もしくは病変高度進展のため完全減量が不可な症例に対して減量切除は有

効であるが，大量粘液や巨大なケーキ様大網（omental cake）などのために技術的には難度が高いため，経験のある施設で行われることが望ましい。

検索資料・参考にした二次資料

　データベース：PubMed　期間：2000-2020　keyword・件数：腹膜偽粘液腫（pseudomyxoma peritonei），減量手術（palliative and/or serial debulking surgery）を用いてPubMed（2000 年〜）で検索を行ったところ，14 件がヒットした。

　しかし，ランダム化および非ランダム化の前向き臨床試験はなく，いずれも症例数の少ない観察研究のため抽出されず。なかでも症例数の多い観察研究が 5 件，論説が 2 件，QOL に関する研究 1 件の，合計 8 件の文献が抽出された。

引用・参考文献

1) Moran B, Baratti D, Yan TD, et al. Consensus statement on the loco-regional treatment of appendiceal mucinous neoplasms with peritoneal dissemination (pseudomyxoma peritonei). J Surg Oncol. 2008; 98: 277-82.
2) Moran BJ, Tzivanakis A. The concept of "Obstruction-Free Survival" as an outcome measure in advanced colorectal cancer management. Pleura Peritoneum. 2018; 3: 20180101.
3) Ansari N, Chandrakumaran K, Dayal S, et al. Cytoreductive surgery and hyperthermic intraperitoneal chemotherapy in 1000 patients with perforated appendiceal epithelial tumours. Eur J Surg Oncol. 2016; 42: 1035-41.
4) Alves S, Mohamed F, Yadegarfar G, et al. Prospective longitudinal study of quality of life following cytoreductive surgery and intraperitoneal chemotherapy for pseudomyxoma peritonei. Eur J Surg Oncol. 2010; 36: 1156-61.
5) Delhorme JB, Elias D, Varatharajah S, et al. Can a Benefit be Expected from Surgical Debulking of Unresectable Pseudomyxoma Peritonei? Ann Surg Oncol. 2016; 23: 1618-24.
6) Chua TC, Moran BJ, Sugarbaker PH, et al. Early- and long-term outcome data of patients with pseudomyxoma peritonei from appendiceal origin treated by a strategy of cytoreductive surgery and hyperthermic intraperitoneal chemotherapy. J Clin Oncol. 2012; 30: 2449-56.
7) Glehen O, Mohamed F, Sugarbaker PH. Incomplete cytoreduction in 174 patients with peritoneal carcinomatosis from appendiceal malignancy. Ann Surg. 2004; 240: 278-85.
8) Dayal S, Taflampas P, Riss S, et al. Complete cytoreduction for pseudomyxoma peritonei is optimal but maximal tumor debulking may be beneficial in patients in whom complete tumor removal cannot be achieved. Dis Colon Rectum. 2013; 56: 1366-72.

CQ 3

腹膜偽粘液腫に対して完全減量手術＋腹腔内温熱化学療法（CRS＋HIPEC）を推奨するか？

ステートメント

欧米では腹膜偽粘液腫に対する完全減量切除と腹腔内温熱化学療法が標準治療として施行され，良好な成績が報告されており，十分な経験を有した医療機関において適切なインフォームドコンセントが得られた上で，施行することを提案する。

推奨の強さ：**弱い**　エビデンスの強さ：**C**　合意率：**76%**（13/17）

解説

益 生存期間の延長，症状緩和
害 高い合併症率，コスト

PMP に対する最も有効な治療法は，腹膜切除（peritonectomy）を伴う完全減量切除（CRS）と術中腹腔内温熱化学療法（HIPEC）の組み合わせと考えられている。CRS＋HIPEC は通常 8 時間程度を要する高侵襲手術であり，欧米ではセンター化することによって症例の集積を図り，手術手技の安定化に伴う合併症の低下と長期成績の向上が報告されており，今や標準治療となっている[1,2]。

腹膜切除は 1990 年代に編み出された Sugarbaker's technique に従い行われる[3]。すなわち，壁側腹膜を切除し，病変の有無に応じて臓器合併切除をすることにより臓側腹膜も切除する。具体的には，①側腹部壁側腹膜切除，②右半結腸切除，③骨盤腹膜切除±低位前方切除（＋女性では子宮両側付属器切除），④大網切除±脾摘＋左横隔膜下腹膜切除，⑤小網切除＋胆摘±胃切除，⑥肝被膜切除，⑦右横隔膜下腹膜切除である。低位前方切除術を施行した場合は予防的回腸人工肛門を造設する。完全減量切除はこれらの手技を組み合わせることにより，肉眼的に完全切除（CC-0）もしくは残存腫瘍径が 2.5 mm 未満（CC-1）にすることと定義される[4]。

肉眼的治癒切除が困難と考えられる症例は，小腸および小腸間膜への浸潤傾向が強いものが代表的である[5-7]。この場合は，姑息減量切除（maximal tumor debulking）が選択される。

完全減量切除後に，理論的に抗がん剤が 2.5 mm の深さの組織まで到達するとされる HIPEC を併用することで，顕微鏡的腫瘍切除を図る。HIPEC は coliseum technique を用い腹壁を釣り上げ，抗がん剤を 41-43℃ の温度で 30-90 分攪拌させる。しかし，HIPEC に使用する薬剤や投与量，施行時間に関しては数多くの報告があり，まだ標準化されていない。マイトマイシン C もしくはオキサリプラチンをはじめとした白金製剤が用いられることが多いが，長期成績に関して両者に有意な差は認めなかった[8]。

CRS＋HIPEC の治療成績に関しては，Moran らは 1,000 例の PMP に対して完全減量切除は 73.8% で達成され，術後死亡率は 0.8%，グレード III/IV 合併症は 15.2% で，3 年，5

年，10 年の全生存率はそれぞれ 94.1％，87.4％，70.3％と報告した[2]。さらに，国際腹膜学会（PSOGI）からの 2,298 例の多施設コホート研究では，術後死亡率は 2％，グレード III/IV 合併症は 24％，10 年生存率は 63％と報告されている[1]。

　本邦では 2014 年 11 月より先進医療（B）「腹膜偽粘液腫に対する完全減量切除術における術中のマイトマイシン C 腹腔内投与および術後のフルオロウラシル腹腔内投与の併用療法」として前向き試験による安全性と有効性の評価が進められている。既に登録は終了し，最終症例が 5 年経過後の 2022 年 2 月以降に評価される予定である。CRS＋HIPEC は高侵襲手術であるが，経験のある専門のセンターでは比較的安全に施行でき，良好な長期予後が見込まれる。しかし，本邦では保険適応外であり，特定の専門医療機関においてのみ行われているのが現状であるため，合併症に関する適切なインフォームドコンセントが得られた上で施行すべきであり，費用負担，施設へのアクセス等についても十分な説明が必要である。

明日への提言

　CRS＋HIPEC は欧米では各国で行われている手技であるが，本邦では限られた施設においてのみ行われている。本邦においても今後，センター化による症例の蓄積を図ることにより，病態のさらなる解明と治療成績の向上が望まれる。

検索資料・参考にした二次資料

　データベース：PubMed　期間：2000-2020　keyword・件数：腹膜偽粘液腫（pseudo-myxoma peritonei），完全減量手術（cytoreductive surgery），腹腔内温熱化学療法（hyper-thermic intraperitoneal chemotherapy）を用いて PubMed（2000 年〜）で検索を行ったところ，323 件がヒットした。

　ランダム化および非ランダム化の前向き臨床試験結果を根拠としたエビデンスには到達せず。各国の複数の施設からの後ろ向き観察研究が多数ある中で，症例数の多い多施設の後ろ向き観察研究が 3 件，手技（1 件），定義（1 件 1996 年），適応（2 件）に関する論文，HIPEC に関するランダム化前向き試験（1 件）の，合計 8 件の文献が抽出された。

引用・参考文献

1) Chua TC, Moran BJ, Sugarbaker PH, et al. Early- and long-term outcome data of patients with pseu-domyxoma peritonei from appendiceal origin treated by a strategy of cytoreductive surgery and hyperthermic intraperitoneal chemotherapy. J Clin Oncol. 2012; 30: 2449-56.
2) Ansari N, Chandrakumaran K, Dayal S, et al. Cytoreductive surgery and hyperthermic intraperitone-al chemotherapy in 1000 patients with perforated appendiceal epithelial tumours. Eur J Surg Oncol. 2016; 42: 1035-41.
3) Sugarbaker PH. Peritonectomy procedures. Cancer Treat Res. 2007; 134: 247-64.
4) Jacquet P, Sugarbaker PH. Current methodologies for clinical assessment of patients with peritoneal carcinomatosis. J Exp Clin Cancer Res. 1996; 15: 49-58.
5) Low RN, Barone RM, Gurney JM, et al. Mucinous appendiceal neoplasms: preoperative MR staging and classification compared with surgical and histopathologic findings. AJR Am J Roentgenol. 2008; 190: 656-65.
6) Benizri EI, Bernard JL, Rahili A, et al. Small bowel involvement is a prognostic factor in colorectal

5
章

腹
膜
偽
粘
液
腫

carcinomatosis treated with complete cytoreductive surgery plus hyperthermic intraperitoneal chemotherapy. World J Surg Oncol. 2012; 10: 56.

7) Elias D, Benizri E, Vernerey D, et al. Preoperative criteria of incomplete resectability of peritoneal carcinomatosis from non-appendiceal colorectal carcinoma. Gastroenterol Clin Biol. 2005; 29: 1010-3.

8) Levine EA, Votanopoulos KI, Shen P, et al. A Multicenter Randomized Trial to Evaluate Hematologic Toxicities after Hyperthermic Intraperitoneal Chemotherapy with Oxaliplatin or Mitomycin in Patients with Appendiceal Tumors. J Am Coll Surg. 2018; 226: 434-43.

CQ 4

腹膜偽粘液腫に対して腹腔内化学療法（非温熱）を推奨するか？

ステートメント

腹膜偽粘液腫に対して腹腔内化学療法を行うことを弱く推奨する。

推奨の強さ：**弱い**　エビデンスの強さ：**D**　合意率：**71%（12/17）**

解説

益 生存期間の延長
害 有害事象

　腹膜偽粘液腫に対しては，完全減量手術（CRS）と腹腔内温熱化学療法（HIPEC）の併用療法が標準的な治療として受け入れられている。HIPEC は手術時に行われるが，CRS＋HIPEC 手術時に留置されたカテーテルとドレーンを利用して，術後1〜5日目に薬剤を非温熱下に腹腔内投与する early postoperative intraperitoneal chemotherapy（EPIC）に関する報告がある。EPIC の利点としては，CRS 直後で残存腫瘍が最小限になっているときに投与できることと，術後に腹腔内で起こる創傷治癒が完了する前に薬物が腹腔内に均一に分布し，術後のフィブリン沈着による癌細胞の捕捉を低減できることが挙げられる[1]。

　2,298 名の PMP 患者を含む多施設後方視的研究では，CRS＋HIPEC 術後に 668 名の患者に EPIC が施行されていた。EPIC を追加することで全生存が改善する可能性が単変量解析で示されたが，多変量解析では独立した因子とはならなかった[2]。同様に PMP に対する CRS＋HIPEC の術後早期に，5-FU による EPIC を追加した単施設の後方視的研究では，腹腔内化学療法を追加した群の生存成績が有意に良好であった（HR 0.30，95% CI 0.12-0.74；p＝0.009）[3]。また，CRS の適応にならない PMP に対して術前に腹腔内化学療法を行った第 II 相試験が報告された[4]。初回の腹腔鏡下 HIPEC 施行時に腹腔内アクセスポートを留置し，6-8 サイクルの全身化学療法併用の腹腔内化学療法を施行したところ，27 名の患者中 22 名で CRS＋HIPEC を行うことが可能になった。

　CRS＋HIPEC に加えて周術期に腹腔内化学療法を行うことはエビデンスに乏しいが，治療成績が改善される可能性は報告されている。現状では，PMP の状態，全身状態，治療による症状緩和の効果予測，手術のリスク，施設での治療経験などを総合的に判断し，適応を検討する必要がある。また，本邦では腹膜偽粘液腫に対する抗がん薬の腹腔内投与に関しては保険適用を有していない薬剤もあり，注意が必要である。

明日への提言

　腹膜偽粘液腫に対する CRS＋HIPEC の効果について数多くの報告がある一方で，非温熱下の腹腔内化学療法についての報告は少ない。CRS＋HIPEC は欧米では標準治療とされており，今後は CRS＋HIPEC に上乗せする形で腹腔内化学療法の効果を検証していく必

要がある。

▨ 検索資料・参考にした二次資料

データベース：PubMed　期間：2000-2020　keyword・件数：腹膜偽粘液腫（pseudo-myxoma peritonei），腹腔内化学療法（intraperitoneal chemotherapy）を keyword として PubMed（2000 年～）で検索を行い，474 件がヒットした。

そのうち，大半は完全減量手術（cytoreductive surgery：CRS）と腹腔内温熱化学療法（hyperthermic intraperitoneal chemotherapy）に関連した文献であり，腹腔内化学療法単独に限定したランダム化および非ランダム化の前向き臨床試験を根拠としたエビデンスには到達しなかった。

引用・参考文献

1) Soucisse ML, Liauw W, Hicks G, et al. Early postoperative intraperitoneal chemotherapy for lower gastrointestinal neoplasms with peritoneal metastasis: a systematic review and critical analysis. Pleura Peritoneum. 2019; 4: 20190007.

2) Chua TC, Moran BJ, Sugarbaker PH, et al. Early- and long-term outcome data of patients with pseudomyxoma peritonei from appendiceal origin treated by a strategy of cytoreductive surgery and hyperthermic intraperitoneal chemotherapy. J Clin Oncol. 2012; 30: 2449-56.

3) Huang Y, Alzahrani NA, Liauw W, et al. Early Postoperative Intraperitoneal Chemotherapy for Low-Grade Appendiceal Mucinous Neoplasms with Pseudomyxoma Peritonei: Is it Beneficial? Ann Surg Oncol. 2017; 24: 176-83.

4) Prabhu A, Brandl A, Wakama S, et al. Neoadjuvant Intraperitoneal Chemotherapy in Patients with Pseudomyxoma Peritonei-A Novel Treatment Approach. Cancers (Basel). 2020; 12: 2212.

CQ 5

切除不能進行再発腹膜偽粘液腫に対して全身化学療法を推奨するか？

切除不能進行再発腹膜偽粘液腫に対して緩和的意義を含めた全身化学療法を行うことを提案する。

推奨の強さ：弱い　エビデンスの強さ：C　合意率：94%（16/17）

解説

益 生存期間の延長，症状の緩和
害 有害事象

切除不能進行再発腹膜偽粘液腫に対する緩和的な全身化学療法について，前向き試験は少なく，第 III 相試験は報告されていない。測定可能病変がない場合が多いことから治療効果判定が難しく，腹膜偽粘液腫の中にも low grade PMP，high grade PMP といった異なる組織型を含むことから，臨床試験の解釈にも注意を要する。

前向き試験として 2 つの研究が報告されている。マイトマイシンとカペシタビン併用療法による 40 名を対象とした第 II 相試験では，38%の患者に粘液の減少もしくは病勢の安定が得られたことから，化学療法の有用性が示唆されている[1]。観察期間中央値が 17 カ月，1 年生存率 84%，2 年生存率 61%，無増悪生存期間については記載がない。この試験では，組織型として disseminated peritoneal adenomutinosis（DPAM），peritoneal mucinous carcinomatous（PMCA），PMCA with intermediate or discordant features（PMCA-I/D）の 3 つの異なる集団を含んだ対象であった。次に，カペシタビンとシクロフォスファミドの併用療法を 23 名で評価した前向き試験がある[2]。主要評価項目は無増悪生存期間で，観察期間中央値が 22.4 カ月，無増悪生存期間中央値は 9.5 カ月と報告されている。対象患者の組織型は 22 名が low grade PMP，1 名が high grade PMP であった。

後ろ向きの観察研究や症例報告では，大腸癌と同様，5-FU，カペシタビンといったフッ化ピリミジン単独療法とそれらに加え，オキサリプラチン，イリノテカンやベバシズマブとの併用療法[3-6]が中心となっている。無増悪生存期間中央値は 8-13.2 カ月，生存期間中央値は 26.2-27.9 カ月であった。その他，腹膜偽粘液腫を含む虫垂悪性腫瘍として，フッ化ピリミジン単独療法やオキサリプラチンやイリノテカンとの併用療法の有用性が報告されており[7]，ベバシズマブを上乗せすることで無増悪生存期間，全生存期間の改善が示唆されている[8,9]。

PSOGI/EURACAN clinical practice guidelines for diagnosis and treatment では，low grade PMP に対して，エビデンスレベルが low で弱く推奨する（weak positive），high grade PMP（印環細胞癌がある/なしにかかわらず）に対しては，エビデンスレベルが moderate で弱く推奨する（weak positive）とされている[10]。腹膜偽粘液腫の病態が癌によ

って生じた場合は，各癌種に対する抗悪性腫瘍薬が保険適用となる。

明日への提言

　腹膜偽粘液腫に対して，臨床試験による標準治療の確立が望まれる。化学療法の効果が得られやすい腫瘍の選別や，具体的な前向き試験を計画するための知見が必要となる。また，腹膜偽粘液腫の保険病名に対して承認を受けた抗がん剤もないことから，積極的な化学療法を実施しやすい環境の整備が期待される。

検索資料・参考にした二次資料

　データベース：PubMed　期間：2000-2020　keyword・件数：腹膜偽粘液腫（pseudomyxoma peritonei），化学療法（chemotherapy）を用いて PubMed（2000 年〜）で検索を行ったところ，581 件がヒットした。

　ランダム化および非ランダム化の前向き臨床試験はなく，前向き非ランダム化試験として 2 件の報告がされており，後ろ向きの観察研究や症例報告が 6 件抽出された。その他，腹膜偽粘液腫が虫垂腫瘍の一部として含まれている観察研究を認めた。

引用・参考文献

1) Farquharson AL, Pranesh N, Witham G, et al. A phase II study evaluating the use of concurrent mitomycin C and capecitabine in patients with advanced unresectable pseudomyxoma peritonei. Br J Cancer 2008; 99: 591-6.
2) Raimondi A, Corallo S, Niger M, et al. Metronomic Capecitabine With Cyclophosphamide Regimen in Unresectable or Relapsed Pseudomyxoma Peritonei. Clin Colorectal Cancer. 2019; 18: e179-90.
3) Levitz JS, Sugarbaker PH, Lichtman SM, et al. Unusual abdominal tumors, case 1. Pseudomyxoma peritonei: response to capecitabine. J Clin Oncol. 2004; 22: 1518-20.
4) Pietrantonio F, Maggi C, Fanetti G, et al. FOLFOX-4 chemotherapy for patients with unresectable or relapsed peritoneal pseudomyxoma. Oncologist. 2014 ; 19: 845-50.
5) Pietrantonio F, Berenato R, Maggi C, et al. GNAS mutations as prognostic biomarker in patients with relapsed perito- neal pseudomyxoma receiving metronomic capecitabine and bevacizumab: a clinical and translational study. J Transl Med. 2016; 14: 125.
6) Hiraide S, Komine K, Sato Y, et al. Efficacy of modified FOLFOX6 chemotherapy for patients with unresectable pseudomyxoma peritonei. Int J Clin Oncol. 2020; 25: 774-81.
7) Shapiro JF, Chase JL, Wolff RA, et al. Modern systemic chemotherapy in surgically unresectable neoplasms of appendiceal origin: a single-institution experience. Cancer. 2010; 116: 316-22.
8) Eng C, Blackham AU, Overman MJ, et al. Systemic Chemotherapy in the setting of unresectable appendiceal epithelial neoplasms (AEN). J Clin Oncol. 2012; 30: 568.
9) Choe JH, Overman MJ, Fournier KF, et al. Improved Survival with Anti-VEGF Therapy in the Treatment of Unresectable Appendiceal Epithelial Neoplasms. Ann Surg Oncol. 2015; 22: 2578-84.
10) Govaerts K, Lurvink RJ, De Hingh IHJT, et al.; PSOGI. Appendiceal tumours and pseudomyxoma peritonei: Literature review with PSOGI/EURACAN clinical practice guidelines for diagnosis and treatment. Eur J Surg Oncol. 2021; 47: 11-35.

CQ 6

腹膜偽粘液腫治癒切除例に対して補助全身化学療法を推奨するか？

ステートメント

病理組織型が低分化腺癌/印環細胞癌の場合には，腹膜偽粘液腫治癒切除例に対して術後全身補助化学療法を提案する。

推奨の強さ：**弱い**　エビデンスの強さ：**D**　合意率：**88%**（15/17）

解説

益 生存期間の延長

害 有害事象，コスト

　1985年から2006年までの National Cancer Data Base（NCBD）より，虫垂癌 11,871 例における検討では[1]，組織型 mucinous（50.3%），non-mucinous（40.5%），signet-ring cell（9.2%）が含まれていた。Stage I-III の5年生存割合はそれぞれ，74.9%，63.2%，51.1%であったが，多変量解析において術後補助化学療法の実施は mucinous type，non-mucinous type でそれぞれ有意な予後良好因子であった［HR 0.78（95% CI 0.68-0.89；p＝0.0002），HR 0.83（95% CI 0.74-0.94；p＝0.002）］。一方，Stage IV 症例では，低分化腺癌や印環細胞癌においてのみ全身化学療法の生存延長効果が示唆されることから，術後補助化学療法の有効性も組織型によって異なる可能性が示されている。Kolla らは，103 例の虫垂腺癌の検討において，高分化型腺癌では，術後補助化学療法の実施の有無により生存に差を認めなかったものの，中〜低分化型腺癌および印環細胞癌では，術後補助化学療法を実施した群が予後良好であったと報告している[2]。

　以上より，後方視的なコホート研究からの根拠に留まるものの，特に中〜低分化型腺癌の場合には，完全減量手術（CRS）後の術後補助全身化学療法により予後延長が示唆されていることから，腹膜偽粘液腫治癒切除後の術後補助化学療法は弱く推奨（考慮）される。ただし，治療レジメンの検討は行われておらず，大腸癌に準じてフルオロピリミジン，オキサリプラチンや卵巣癌に準じてパクリタキセル，カルボプラチン等が使用される。

明日への提言

　腹膜偽粘液腫治癒切除例への術後補助化学療法は，現時点ではエビデンスが乏しいことから，高い有効性が期待される治療レジメンを用いて前向き臨床試験による検討・検証が必要である。

検索資料・参考にした二次資料

　データベース：PubMed　期間：2000-2020　keyword・件数：腹膜偽粘液腫（pseudomyxoma peritonei），補助化学療法（adjuvant chenotherapy）を用いて PubMed（2000 年

〜）で検索を行ったところ，82 件がヒットした。

　ランダム化および非ランダム化の前向き臨床試験結果を根拠としたエビデンスには到達せず，分析疫学的コホート研究および症例報告として，21 件の文献が抽出された。

引用・参考文献

1) Asare EA, Compton CC, Hanna NN, et al. The impact of stage, grade, and mucinous histology on the efficacy of systemic chemotherapy in adenocarcinomas of the appendix: analysis of the National Cancer Data Base (NCDB). Cancer. 2016; 122: 213-21.
2) Kolla BC, Petersen A, Chengappa M, et al. Impact of adjuvant chemotherapy on outcomes in appendiceal cancer. Cancer Med. 2020; 9: 3400-6.

CQ 7

腹膜偽粘液腫では如何なる緩和医療を推奨するか？

ステートメント

腹部膨満に対しては減量手術，粘液除去を強く推奨する。

推奨の強さ：**強い**　エビデンスの強さ：**C**　合意率：**88%（15/17）**

疼痛に対してはがん疼痛に準じた薬物療法を強く推奨する。

推奨の強さ：**強い**　エビデンスの強さ：**C**　合意率：**94%（16/17）**

病勢を制御して症状を緩和する目的で放射線療法を行うことを弱く推奨する。

推奨の強さ：**弱い**　エビデンスの強さ：**D**　合意率：**88%（15/17）**

解説

益 症状緩和
害 合併症

　腹膜偽粘液腫は完全減量手術（CRS）と腹腔内温熱化学療法（HIPEC）によって治癒が得られる場合がある一方で，完全切除が困難な場合も多く，また再発の頻度も高い。PMPは粘液の貯留や播種病変によって著明な腹部膨満や腸管の通過障害により苦痛，QOL の低下，栄養状態の低下などを招くが，原発病巣は虫垂の低異型度の粘液性虫垂腫瘍（mucinous appendiceal neoplasms：MANs）が多く，腫瘍自体は slow growing であり長期間にわたって症状の緩和が必要になる場合が少なくない。

　患者の QOL を最も損なうのは疼痛であり，疼痛緩和のための薬物療法は WHO のステップラダー[1]，日本緩和医療学会の「がん疼痛の薬物療法に関するガイドライン」[2] に従って行う。

　粘液や腹膜病変の増殖による腹部膨満に対しては減量手術（debulking surgery）が考慮される。完全切除に至らない減量手術が行われた場合の長期生命予後は CRS＋HIPEC に比べて不良であるが，術後合併症は少なく手術死亡もほとんどなく，繰り返し施行可能であることから症状緩和には良い手段である[3,4]。姑息的な減量手術が行われた場合の生存期間は中央値で 3 年との報告があり[3]，また減量手術を繰り返し施行した場合には CRS＋HIPEC と比べて 10 年生存率は不良であるが，5 年生存率は遜色がないとの報告もある[5]。

　腹腔内の粘液の除去は症状の緩和に大きく寄与するが，性状が粘稠であり，深部に存在することも多いため，単純な腹腔穿刺では対処が困難な場合も多い。開腹による粘液除去は症状改善に有用であるが，繰り返し除去が必要になる場合も多く，患者への負担は少なくない。腹腔鏡を用いた粘液除去の有用性が報告されている。Kelly らは太さ 5mm の吸引管を使用した腹腔鏡下粘液除去を報告しており，全例外来手術で施行可能で，中央値 2L の粘液を除去可能で，全例症状が改善，再介入までの期間は中央値 5.3 カ月であったと報

告している[6]。

腸管の閉塞に対しては人工肛門造設やバイパス術，尿路の閉塞に対しては尿管ステントや腎瘻が考慮される。特に腸管の閉塞はPMPの進行によって生じやすく，患者のQOLや栄養状態を著しく損なうが，閉塞部位が多発しやすく外科的な対処が困難な場合が少なくない。Berkovicら[7]は腸管閉塞に対して全腹腔照射（33 Gyを22分割照射）を行い，長期間症状の改善を得られた症例の報告を行っており，PMPに対する緩和医療としての放射線治療の可能性を示唆している。緩和的放射線治療については，自壊した腫瘍からの滲出を制御する目的で行われた症例の報告もなされている[8]。最終的に腸管閉塞を改善できない場合は経静脈栄養が行われる[9]。

明日への提言

緩和医療に関するエビデンス構築のためにはQOLの評価が不可欠であるが，PMPは稀な疾患であることもあり，PMP患者のQOLに関する検討はこれまで十分に行われておらず，今後の課題である。

検索資料・参考にした二次資料

データベース：PubMed　期間：2000-2020　keyword・件数：腹膜偽粘液腫（pseudomyxoma peritonei）と緩和的（palliative）をキーワードとしてPubMed（2000年～）を用いた検索を行ったところ47件が抽出された。

前向き研究を根拠としたエビデンスには到達せず，観察研究，コホート研究，症例報告として6件を採用し，その他に重要と思われる著書2件を採用した。

引用・参考文献

1) 世界保健機関編，武田文和訳. がんの痛みからの解放 第2版 – WHO方式がん疼痛治療法 付・オピオイド鎮痛薬の規制ガイド. 金原出版，1996.
2) 日本緩和医療学会　緩和医療ガイドライン作成委員会編. がん疼痛の薬物療法に関するガイドライン2014年版. 金原出版，2014.
3) Funder JA, Jepsen KV, Stribolt K, et al. Palliative Surgery for Pseudomyxoma Peritonei. Scand J Surg. 2016; 105: 84-9.
4) Andréasson H, Graf W, Nygren P, et al. Outcome differences between debulking surgery and cytoreductive surgery in patients with Pseudomyxoma peritonei. Eur J Surg Oncol. 2012; 38: 962-8.
5) Järvinen P, Järvinen HJ, Lepistö A. Survival of patients with pseudomyxoma peritonei treated by serial debulking. Colorectal Dis. 2010; 12: 868-72.
6) Kelly KJ, Baumgartner JM, Lowy AM. Laparoscopic evacuation of mucinous ascites for palliation of pseudomyxoma peritonei. Ann Surg Oncol. 2015; 22: 1722-5.
7) Berkovic P, van de Voorde L, De Meerleer G, et al. Whole abdominopelvic radiotherapy in the palliative treatment of pseudomyxoma peritonei. Strahlenther Onkol. 2014; 190: 223-8.
8) McGrath C, Linden K, Hube P, et al. Palliative Radiation Therapy for Symptom Control in an Advanced Case of Pseudomyxoma Peritonei. Cureus. 2017; 9: e1407.
9) Disney BR, Karthikeyakurup A, Ratcliffe J, et al. Palliative parenteral nutrition use in patients with intestinal failure as a consequence of advanced pseudomyxoma peritonei: a case series. Eur J Clin Nutr. 2015; 69: 966-8.

CQ **8**

腹膜偽粘液腫術後に大腸癌術後と同じフォローアップ法を推奨するか？

ステートメント

腹膜偽粘液腫のフォローアップについて定まった方法はなく，大腸癌と同じフォローアップ法を提案する。ただし組織学的に low grade の場合は予後良好であり，大腸癌の術後よりもサーベイランスの頻度を減らせる可能性がある。

推奨の強さ：**弱い**　エビデンスの強さ：**D**
合意率：**弱く推奨 65%（11/17）**（強く推奨：35%（6/17））

解説

益 再発の早期発見に伴う治療選択肢の増加
害 コスト

　腹膜偽粘液腫術後のフォローアップ方法や間隔について検討した報告はなく，腹膜偽粘液腫に対する減量切除術後の 5 年生存率が 65〜87%，5 年無再発生存率が 56〜78.3% であり[1-9]，後方視的な検討では大腸癌の術後に準じて 3〜6 カ月ごとに腫瘍マーカー（CEA，CA19-9，CA125），CT または MRI にてフォローされていることが多い。

　組織学的に low grade のものは比較的予後は良好であり，サーベイランスの頻度を減らせる可能性がある一方で，high grade のものは 10 年生存率が 34.8〜40.1% と予後不良であり[6,7]，サーベイランスの間隔を短くする。また，術前の腫瘍マーカーが高値，PCI 高値も予後不良因子とされており，そのような場合にも適宜サーベイランスを追加する[2,8-11]。

　術後の再発部位として腹膜再発が 81.1〜84.8% と最も多く[5,8]，次いで肺または胸膜に多い。リンパ節再発は稀である。再発の評価として主に腫瘍マーカー[12]や CT[13]，MRI による評価を行う。また，CT よりも MRI の方が小腸への浸潤の評価が行いやすいとする報告もある[14]。再発の評価については PET の有用性の報告もあるが，56 症例と比較的少数の報告であり，感度が 72% と高くないため，今後症例の集積が必要である[15]。

　再発までの期間の中央値は 25〜26.3 カ月で 3 年以内に再発することが多いため[5,7,9,16]，その間はサーベイランス期間を短めに設定する。一方で 6 年を超えて再発する症例は全体の 3〜5% と少ないため[7]，術後 6 年目以降は年に 1 回とするなどサーベイランスの頻度を減らして良いと考えられる。

　腹膜偽粘液腫を伴わない低異型度虫垂粘液性腫瘍については術後の再発を認めなかったとする報告があるが[17-19]，症例数が少なくフォローアップ方法についての十分な検討がなされていないのが現状である。虫垂穿孔があったとしても粘液成分が腹腔内になければ再発は少ないとする報告が多い。一方で粘液成分が腹腔内に広がっている症例を含めると 5〜23% で再発を認めたとする報告があり[17,20-22]，大腸癌の術後に準じたフォローアップが望まれる。再発までの時期は 2 年以内が多いとする報告もあれば[20,21]，10 年以上経て再発

5 章

腹膜偽粘液腫

した症例も報告されており[17, 20]，最適なフォローアップ期間に関しては一定の見解がない。

▎明日への提言

腹膜偽粘液腫術後のフォローアップ方法や間隔について検討した報告はない。組織型によって予後が大きく異なるため，適切なフォローアップ方法や間隔について各組織型に応じた前向きの評価が望まれる。

▎検索資料・参考にした二次資料

データベース：PubMed　期間：2000-2020　keyword・件数：腹膜偽粘液腫のフォローアップについて PubMed で「pseudomyxoma, follow up」にて検索し，266件の文献が検索された。

これらの文献の1次スクリーニングで症例報告を除いて36件の文献を選び，2次スクリーニングで22件が本 CQ に対する対象文献となった。

すべて後方視的研究で，フォローアップ方法について比較検討した報告はなく，12件は腹膜偽粘液腫術後の予後と各施設におけるフォローアップ方法についての報告で，4件は術後の検査方法についての報告，6件は虫垂粘液性腫瘍のフォローアップについての報告であり，前向きにフォローアップ方法について比較検討した報告はなかった。

引用・参考文献

1) Chua TC, Yan TD, Smigielski ME, et al. Long-term survival in patients with pseudomyxoma peritonei treated with cytoreductive surgery and perioperative intraperitoneal chemotherapy: 10 years of experience from a single institution. Ann Surg Oncol. 2009; 16: 1903-11.

2) Elias D, Gilly F, Quenet F, et al. Pseudomyxoma peritonei: a French multicentric study of 301 patients treated with cytoreductive surgery and intraperitoneal chemotherapy. Eur J Surg Oncol. 2010; 36: 456-62.

3) Youssef H, Newman C, Chandrakumaran K, et al. Operative findings, early complications, and long-term survival in 456 patients with pseudomyxoma peritonei syndrome of appendiceal origin. Dis Colon Rectum. 2011; 54: 293-9.

4) Kuijpers AMJ, Mirck BM, Aalbers AGJ, et al. Cytoreduction and HIPEC in the Netherlands: nationwide long-term outcome following the Dutch protocol. Ann Surg Oncol. 2013; 20: 4224-30.

5) Delhorme JB, Honoré C, Benhaim L, et al. Long-term survival after aggressive treatment of relapsed serosal or distant pseudomyxoma peritonei. Eur J Surg Oncol. 2017; 43: 159-67.

6) Baratti D, Kusamura S, Milione M, et al. Validation of the Recent PSOGI Pathological Classification of Pseudomyxoma Peritonei in a Single-Center Series of 265 Patients Treated by Cytoreductive Surgery and Hyperthermic Intraperitoneal Chemotherapy. Ann Surg Oncol. 2018; 25: 404-13.

7) Govaerts K, Chandrakumaran K, Carr NJ, et al. Single centre guidelines for radiological follow-up based on 775 patients treated by cytoreductive surgery and HIPEC for appendiceal pseudomyxoma peritonei. Eur J Surg Oncol. 2018; 44: 1371-7.

8) Mercier F, Dagbert F, Pocard M, et al. Recurrence of pseudomyxoma peritonei after cytoreductive surgery and hyperthermic intraperitoneal chemotherapy. BJS Open. 2018; 3: 195-202.

9) Solomon D, Bekhor E, Leigh N, et al. Surveillance of Low-Grade Appendiceal Mucinous Neoplasms With Peritoneal Metastases After Cytoreductive Surgery and Hyperthermic Intraperitoneal Chemotherapy: Are 5 Years Enough? Ann Surg Oncol. 2020; 27: 147-53.

10) Chua TC, Liauw W, Morris DL. Early recurrence of pseudomyxoma peritonei following treatment failure of cytoreductive surgery and perioperative intraperitoneal chemotherapy is indicative of a poor survival outcome. Int J Colorectal Dis. 2012; 27: 381-9.

11）Taflampas P, Dayal S, Chandrakumaran K, et al. Pre-operative tumour marker status predicts recurrence and survival after complete cytoreduction and hyperthermic intraperitoneal chemotherapy for appendiceal Pseudomyxoma Peritonei: Analysis of 519 patients. Eur J Surg Oncol. 2014; 40: 515-20.

12）van Ruth S, Hart AAM, Bonfrer JMG, et al. Prognostic value of baseline and serial carcinoembryonic antigen and carbohydrate antigen 19.9 measurements in patients with pseudomyxoma peritonei treated with cytoreduction and hyperthermic intraperitoneal chemotherapy. Ann Surg Oncol. 2002; 9: 961-7.

13）Hotta M, Minamimoto R, Gohda Y, et al. Pseudomyxoma peritonei: visceral scalloping on CT is a predictor of recurrence after complete cytoreductive surgery. Eur Radiol. 2020; 30: 4193-200.

14）Menassel B, Duclos A, Passot G, et al. Preoperative CT and MRI prediction of non-resectability in patients treated for pseudomyxoma peritonei from mucinous appendiceal neoplasms. Eur J Surg Oncol. 2016; 42: 558-66.

15）Dubreuil J, Giammarile F, Rousset P, et al. FDG-PET/ceCT is useful to predict recurrence of Pseudomyxoma peritonei. Eur J Nucl Med Mol Imaging. 2016; 43: 1630-7.

16）Lord AC, Shihab O, Chandrakumaran K, et al. Recurrence and outcome after complete tumour removal and hyperthermic intraperitoneal chemotherapy in 512 patients with pseudomyxoma peritonei from perforated appendiceal mucinous tumours. Eur J Surg Oncol. 2015; 41: 396-9.

17）Pai RK, Beck AH, Norton JA, et al. Appendiceal mucinous neoplasms: clinicopathologic study of 116 cases with analysis of factors predicting recurrence. Am J Surg Pathol. 2009; 33: 1425-39.

18）Tiselius C, Kindler C, Shetye J, et al. Computed Tomography Follow-Up Assessment of Patients with Low-Grade Appendiceal Mucinous Neoplasms: Evaluation of Risk for Pseudomyxoma Peritonei. Ann Surg Oncol. 2017; 24: 1778-82.

19）Li X, Zhou J, Dong M, Yang L. Management and prognosis of low-grade appendiceal mucinous neoplasms: A clinicopathologic analysis of 50 cases. Eur J Surg Oncol. 2018; 44: 1640-5.

20）Smeenk RM, van Velthuysen MLF, Verwaal VJ, et al. Appendiceal neoplasms and pseudomyxoma peritonei: a population based study. Eur J Surg Oncol. 2008; 34: 196-201.

21）Guaglio M, Sinukumar S, Kusamura S, et al. Clinical Surveillance After Macroscopically Complete Surgery for Low-Grade Appendiceal Mucinous Neoplasms (LAMN) with or Without Limited Peritoneal Spread: Long-Term Results in a Prospective Series. Ann Surg Oncol. 2018; 25: 878-84.

22）Ballentine SJ, Carr J, Bekhor EY, et al. Updated staging and patient outcomes in low-grade appendiceal mucinous neoplasms. Mod Pathol. 2021; 34: 104-15.

5
章

腹
膜
偽
粘
液
腫

CQ 9

腹膜偽粘液腫患者の予後予測に如何なる因子を用いることを推奨するか？

ステートメント

腹膜偽粘液腫の予後因子として，組織型，完全減量手術の有無を用いることを強く推奨する。

推奨の強さ：**強い**　エビデンスの強さ：**C**　合意率：**82%（14/17）**

解説

益 予後を予測することで適切な治療が選択可能となる。

害 予測が外れることにより不利益が生じる可能性がある。

　腹膜偽粘液腫の治療は，以前より Debulking Surgery が行われてきたが，Sugarbaker が完全減量手術（CRS）＋腹腔内温熱化学療法（HIPEC）の有用性を報告して以来[1]，CRS＋HIPEC が多くの施設で行われるようになった。Debulking Surgery として，1990 年に Mayo clinic より PMP 56 症例の 5 年生存率が 53%，10 年生存率が 32% と報告された[2]。また，Memorial Sloan-Kettering Cancer Center より，Debulking Surgery を行った PMP97 症例の OS の中央値が 9.8 年と良好な成績が報告された[3]。その中で，OS の中央値が，組織型では low grade 12.8 年 vs. high grade 4 年（p＜0.001），完全減量切除 12.8 年 vs. 不完全量減量切除 4.2 年（p＜0.001）とされ，low grade，完全減量切除の予後が有意に良好であった。

　CRS＋HIPEC の報告として，2012 年に Chua らが 16 施設の CRS（＋HIPEC）を施行した PMP 患者 2,298 症例の解析を報告した[4]。その 5 年生存率は 74%，10 年生存率は 63% であり，単変量解析により予後不良因子（5/10 年生存率の比較）として，組織型で PMCA（DPAM 81/70%，Hybrid 78/63%，PMCA 59/49%：p＜0.001），high PCI（0-10 88/81%，11-20 83/75%，21-30 72/55%，31-39 64/56%：p＜0.001），CC-2-3（CC-0 85/75%，CC-1 80/69%，CC-2-3 24/7%：p＜0.001），HIPEC の無施行（No 40/27%，Yes 78/68%：p＜0.001）などが挙げられていた。2013 年に McBride らにより報告された PMP 1,624 症例に対する CRS＋IPEC のメタアナリシスでも，5/10 年生存率は 79.5/55.9% と良好な成績が示されている[5]。2016 年に Ansari らから 1,000 例の PMP 症例の報告がなされ，完全減量切除が得られた 738 例に CRS＋HIPEC が施行され 5/10 年生存率は 87.4/70.3% であり，完全減量切除が不能で Debulking Surgery が施行された 242 例の 5/10 年生存率は 39.2/8.1% であった[6]。

　CRS と Debulking Surgery を直接比較した文献は稀であるが，Andréasson らは PMP152 症例を CRS＋IPC（intraperitoneal chemotherapy）群と Debulking Surgery＋IPC 群で予後を比較した結果，CRS 群の 5 年生存率が 74%，Debulking Surgery 群が 40% で有意に CRS 群の予後が良く（p＜0.001），さらに R1 手術が施行された群の 5 年生存率が 94% で R2 手術が施行された群は 28% と有意に R1 手術群の予後が良好であった（p＜0.001）[7]。しか

し，CRS 群の R1 手術の 5 年生存率 93%，R2 手術 38% に対し，Debulking Suregery 群の R1 手術 100%，R2 手術 19% で，R1 手術の間に有意差は認めず，いずれの場合も長期予後には R1 手術が重要と述べられている[7]。

上記より予後の予測因子は，Debulking Surgery，CRS＋HIPEC のいずれにおいても，組織型と完全減量切除の有無が挙げられる。Debulking Surgery と CRS＋HIPEC の直接比較は少ないが，CRS＋HIPEC の予後は良い傾向にあり，特に CC-0-1 が得られる症例に有用性が高いと考えられる。ただし，CRS＋HIPEC は本邦での保険適用はなく，専門的な施設で施行される必要がある。

明日への提言

腹膜偽粘液腫の予後は組織型によって異なり，組織型に応じた議論を行う必要があり，治療も悪性度に応じて考えていく必要がある。予後の延長には完全減量切除が重要であり，本邦では治療を行っている施設は限定されるため，完全減量切除が可能な症例は専門的な施設で施行されることが望まれる。

検索資料・参考にした二次資料

データベース：PubMed　期間：2000-2020　keyword・件数：PubMed（2000 年～）で，Pseudomyxoma Peritonei［Title/Abstract］AND survival［Title/Abstract］を検索式として検索した結果，296 件の論文がヒットした。

ランダム化比較試験を含めた前向き試験は存在せず，1 件のシステマティックレビューおよび 4 件の症例数の多い後ろ向き観察研究を選択した。また，重要と思われた検索期間外の 2 件の文献を Pick up で選択した。

引用・参考文献

1) Sugarbaker PH. Peritonectomy procedures. Ann Surg. 1995; 221: 29-42.

2) Gough DB, Donohue JH, Schutt AJ, et al. Pseudomyxoma peritonei. Long-term patient survival with an aggressive regional approach. Ann Surg. 1994; 219: 112-9.

3) Miner TJ, Shia J, Jaques DP, et al. Long-term survival following treatment of pseudomyxoma peritonei: an analysis of surgical therapy. Ann Surg. 2005; 241: 300-8.

4) Chua TC, Moran BJ, Sugarbaker PH, et al. Early- and longterm outcome data of patients with pseudomyxoma peritonei from appendiceal origin treated by a strategy of cytoreductive surgery and hyperthermic intraperitoneal chemotherapy. J Clin Oncol. 2012; 30: 2449-56.

5) McBride K, McFadden D, Osler T. Improved survival of patients with pseudomyxoma peritonei receiving intraperitoneal chemotherapy with cytoreductive surgery: a systematic review and meta-analysis. J Surg Res. 2013; 183: 246-52.

6) Ansari N, Chandrakumaran K, Dayal S, et al. Cytoreductive surgery and hyperthermic intraperitoneal chemotherapy in 1000 patients with perforated appendiceal epithelial tumours. Eur J Surg Oncol. 2016; 42: 1035-41.

7) Andréasson H, Graf W, Nygren P, et al. Outcome differences between debulking surgery and cytoreductive surgery in patients with Pseudomyxoma peritonei. Eur J Surg Oncol. 2012; 38: 962-8.

卵巣癌

はじめに

今回作成された腹膜播種診療ガイドラインの中で,卵巣癌に関する記載は極めて少ない。その理由を記す。

卵巣癌の特性

卵巣は腹腔内に臓器の大部分を露出して存在している臓器であるため,これに癌が発生すると,癌細胞は早期から腹腔内に播種する。これは,腹腔内臓器ではあるが,癌が管腔内の粘膜や実質臓器細胞に発生し,それが浸潤した結果として腹膜播種をきたす他の消化器癌とは,病態が異なっている。すなわち,卵巣癌に対する治療戦略の考え方は腹腔内播種を前提としているのである。

そのため,腹膜播種研究会における卵巣癌に対するガイドライン作成の提案があった際,卵巣がん治療ガイドラインですべてが網羅されているため,腹膜播種研究会としてわざわざ卵巣癌の項目立てをする必要はないのではないか,という議論から始まった。

しかしながら,腹膜播種研究会の最も大きな目標の1つが,腹腔内化学療法の適正な評価と普及であることを考慮した際,卵巣がん治療ガイドラインに含まれている,腹腔内化学療法についての記載をより詳細に述べることは,本研究会で作成する治療ガイドラインとして意義深いことと考え,その目的で記載することとなった。

「卵巣がん治療ガイドライン」について

さて,「卵巣がん治療ガイドライン」の初版は2004年に発刊された。当時は80ページで,現在のようなClinical Question（CQ）に対する解説という形式ではなく総説的な記述に,エビデンスレベルと推奨を付記するというスタイルであった。

その後,2007年,2011年,2015年,そして2020年に改訂されているが,2015年版からはClinical Questionに対する解説というスタイルがとられるようになった。その他にも様々な追加変更が繰り返された結果,2020年の最新版は223ページとなり,CQは45にのぼる詳細なものとなった。

さらに,ガイドラインのタイトルも2020年版からは「卵巣がん・卵管癌・腹膜癌治療ガイドライン」と変更されている。これは,卵管癌,原発性腹膜癌は本質的には同一の病態であり,その治療方針は同様であることを認めたからである。

したがって本稿では,「卵巣癌」は,卵巣癌のみならず,卵管癌,腹膜癌を含んだ総称と読み替えていただきたい。

卵巣癌治療の概略

卵巣癌の治療は,手術と化学療法との集学的治療である。この集学的治療がどのように行われているか,その概要を歴史的な変遷を踏まえて解説したい。

手術療法

卵巣癌に対する手術の目的は,早期癌と進行癌ではまったく異なる。

早期癌と進行癌の違いは,癌が卵巣に限局している場合が早期癌,腹膜播種を伴っている場合が進行癌と定義される。すなわち手術によって原発巣の完全摘出が可能な早期癌で

は，腫瘍切除に加えて，周辺組織あるいは転移可能な臓器に，肉眼的に同定不可能な転移巣がないかどうかを病理学的に検索する目的，すなわちステージングの意義が主となる。この際とられる術式は，患部を含む両側付属器切除，単純子宮全摘，骨盤，後腹膜リンパ節郭清（生検），大網切除，腹腔内各所の生検，腹腔細胞診と規定されている。したがって，ステージング目的のみで，このような大きな侵襲を伴う手術を行うことの是非については議論のあるところである。

　一方，腹膜播種を伴った進行癌における手術療法の目的は，播種した腫瘍の切除，すなわち減量手術（英語では debulking surgery または cytoreductive surgery と呼ばれる）であり，そのゴールは肉眼的残存腫瘍をゼロにすること（R0）にある。この減量手術には，原発臓器の切除はもちろん，播種あるいは転移した病巣の切除が含まれる。すなわち播種病巣のある腸管切除と吻合，脾摘，肝臓部分切除，腹膜切除（腹膜ストリッピング），横隔膜切除など，ときには胸膜播種病巣の切除も行われるのである。このように極めて侵襲の大きな手術が可能となったのは，手術手技の進歩，手技の安全性を向上させるデバイスの進歩のみならず，長時間の麻酔管理やICU管理技術の進歩によることが大きい。

▧ 手術療法の意義―進行卵巣癌における初発治療における手術のタイミング―

　進行卵巣癌，初発時の治療における手術と化学療法のタイミングについては，基本的には初回減量手術（Primary Debulking Surgery：PDS）によってR0を目指すが，PDSによってR0が不可能と判断される症例においては，Neoadjuvant Chemotherapy（NACT）後に中間減量手術（Interval Debulking Surgery：IDS）を行うことが許容される。このいずれが優れているかについては，複数のRCTの結果同等性が証明されているが，PDSを推奨する研究者によって再検証RCTが行われているところである。

▧ 再発治療

　再発治療における手術療法の意義はかなり限定されている。

　まず，下記化学療法の項で述べる再発の時期によって考え方が異なる。

　まず，プラチナ抵抗性の再発症例に対しては手術療法によって予後改善は望めないので，緩和目的以外の手術適応はないとされている。

　一方，プラチナ感受性再発症例では，再発巣摘出手術によりOSが改善されるという結果を示したRCTと，OSは改善されないという結果を示したRCTが混在しており，明快な治療指針を示すことができておらず，今後の検討課題といえる。

▧ 化学療法

　卵巣癌に対する化学療法の歴史が大きく動いたのは，わが国では1980年に入ってからである。それまでは，有効な化学療法剤がなかったため，進行卵巣癌患者は手術を受けても摘出不可能であると判断されると，そのまま試験開腹となり，Best Supportive Careに移行することが通常であった。しかし，シスプラチンがわが国に導入されると，その驚異的な奏効により，たとえ初回手術が試験開腹であっても，シスプラチン投与後に，今でいう中間減量手術（Interval Debulking Surgery：IDS）により完全摘出が可能となる症例が続出し，これで卵巣癌の根治を予想した。

しかしその後，数カ月から数年の間にそのほとんどの患者が再発し，次第に治療に抵抗性となっていくのを目のあたりにすることになった。このような状況を打開するために，様々な研究が行われたわけだが，その１つが腹腔内化学療法である。加えて，多剤併用療法，高用量化学療法，分子標的治療などが研究され，数々のランダム化比較試験（Randomized Clinical Trial：RCT）の結果，様々な標準治療が確立されてきたので，その概要を述べる。

初発時の化学療法

現在初発時の標準薬物療法として受け入れられているのは，基本的にはパクリタキセルとカルボプラチンの併用である。これにベバシズマブを併用した後に維持療法として投与する，あるいは選択された症例によってはPARP阻害剤を維持療法として用いることが考慮される。腹腔内化学療法についてはガイドライン本文に述べているとおり，現時点では標準治療として受け入れられてはいないが，最新のエビデンスが発表されるのを期待しているところである。

再発時の化学療法

再発時の化学療法薬剤選択には重要な判断基準がある。まず，前回のプラチナ併用治療終了時からの期間，いわゆるPlatinum-Free Interval（PFI）が6カ月以上あるものをプラチナ感受性再発（Platinum Sensitive Recurrence：PSR）と呼ぶ。そしてPFIが1－6カ月のものをプラチナ抵抗性再発（Platinum Resistant Recurrence：PRR），プラチナ製剤治療中に増悪したものをプラチナ不応性再発（Platinum Refractory Recurrence）と定義している。

PSRの場合は，プラチナ併用の再チャレンジが選択され，PRRの場合はプラチナ以外の薬剤の単剤が選択され，症例によっては，これらにベバシズマブの併用が考慮される。

またPSRにおいて，プラチナ併用の再チャレンジが奏効した場合は，維持療法としてPARP阻害剤が有効であることが示されている。残念ながら再発卵巣癌に対する腹腔内化学療法の意義をしっかりと検証した臨床試験はなく，今後に期待したいところである。

今回，腹膜播種研究会の目的である腹腔内化学療法の有用性の検証と普及を念頭に置き，その意義をしっかりと考察し，治療ガイドラインとして提案した。

CQ **1**

腹膜播種を有する初回進行卵巣癌に対して腹腔内化学療法を推奨するか？

腹膜播種を有する初回進行卵巣癌に対して腹腔内化学療法を行うことを弱く推奨する。

推奨の強さ：**弱い**　エビデンスの強さ：**C**　合意率：**100%（7/7）**

解説

益 腹膜播種の制御，生存期間の延長
害 有害事象，腹腔ポート関連合併症

　初回進行卵巣癌の腹腔内病変に対する腹腔内化学療法（IP療法）は以前よりRCTが行われてきており，その有効性，安全性について検討が行われてきた。初回進行卵巣癌における再発形式は腹腔内病変によるものが多く，有効な薬剤投与法として腹腔内化学療法が期待されている。

　米国を中心に，1994年以降にIP療法の試験結果が報告され，1996年から2006年までの3つの主要なRCTにおいてOSの有意な延長が認められている[1-3]。そのため，卵巣がん治療ガイドラインでは，当初より初回進行卵巣癌に対する腹腔内化学療法の項目があり，2007年版，2010年版ではともに，「Optimalに減量手術ができた進行卵巣癌症例（III期）に対しては，腹腔内化学療法の選択肢を示すことを推奨する。」となっている（RCTにおけるOptimalの定義は残存腫瘍径1cm以下ないしは2cm以下として設定されている）[4,5]。

　しかしながら，「有用性は認められるが，毒性の問題などIP療法を疑問視する意見が内外に根強いこと，また，最適な薬剤や用量などの決定が未解決なため，臨床試験の実施が望まれる。」という記載が付記されていた。実際，3つのうち2つのRCTにおいては，純粋に投与方法を置き換えた群が設定されておらず，標準療法群の治療がパクリタキセル＋カルボプラチンでなかった点も踏まえ，2015年版では，「Optimal surgeryができた進行症例に対しては，腹腔内化学療法を選択することは考慮される（グレードC1＝行うことを考慮してもよいが，未だ科学的根拠が十分ではない）」に記載が変更された[6]。

　こうした状況を受け，2010年前後より，3つの新たなRCTが行われている。本邦では，高度医療評価制度（先進医療）のもとで，GOTIC001/JGOG3019（iPocc Trial）試験が行われたが，その対象は，II〜IV期の卵巣癌である[7,8]。他のRCTとして，OV21試験とGOG252試験が挙げられる。これら3つのRCTの重要な特徴は，現在の標準化学療法であるパクリタキセル＋カルボプラチンをベースにしたレジメに対する効果を検証していることにある。iPocc試験では純粋にカルボプラチンのIP対IV療法を検証するデザインになっている。一方，GOG252試験では，iPocc試験と全く同じ治療群にGOG172試験のwinner armの減量した第3のアーム（シスプラチン併用）があること，全アームにベバシズマブが併用されている。OV21試験では，NAC後IDSを行いoptimalとなった症例に対して，GOG252

6章

卵巣癌

試験と同様の3アームのRCTが行われたがベバシズマブは併用されていない。OV21試験はrandomized phase II試験で終了している。iPocc試験の結果は2021年に公表される予定である。GOG252試験では3つのアームにPFSの有意差は見られていないが，OV21試験ではIPカルボプラチンアームの有効性が示唆されている。したがって，iPocc試験の結果が今後の初回化学療法にIP療法が用いられるようになるかを決める重要な分岐点となる[9, 10]。

　こうした新たなエビデンスを踏まえ，2020年版の『卵巣がん・卵管癌・腹膜癌治療ガイドライン』では，「IP療法は，実施可能な体制がある施設において，リスクとベネフィットについての十分な説明と同意のもとに行うことを提案する（推奨の強さ2，エビデンスレベルC：合意率89%）」の記載となった[11]。今後，GOTIC001/JGOG3019（iPocc Trial）試験の結果により，さらなるエビデンスが加わることが期待される。

　同時に，「腹腔内温熱化学療法は，臨床試験として実施することを提案する（推奨の強さ2，エビデンスレベルC：合意率79%）」の記載も加わった[11]。現状では，HIPECはもとより，抗腫瘍薬のIP療法は本邦では保険承認されていないため，臨床試験や先進医療の枠組みのもとで行われる場合が多いが，選択肢として提示できるよう，今後実施可能な体制がある施設の拡充が待たれる。

　なお，初回進行卵巣癌においてもPrecision Medicineが急速に広がっており，BRCA変異陽性の場合には，PARP阻害剤（オラパリブ）による維持療法が推奨されている[11]。化学療法にベバシズマブを併用し，増悪していない場合には，ベバシズマブを維持療法で行うことも推奨されている[11]。さらには，ベバシズマブとオラパリブの併用療法，PRIMA試験（PARP阻害剤ニラパリブによる維持療法）等において，PFSの延長（BRCA変異陽性群に加えて，Myriad MyChoice HRD検査によるHRD陽性例等も含む）が報告された[12-14]。FDA，EMA，わが国においても，いずれも既に初回進行卵巣癌において承認されており，ベバシズマブとオラパリブの併用療法ではMyriad MyChoice HRD（Homologous Recombination Deficiency）がコンパニオン診断となっている。今後，分子標的薬との組み合わせもIP療法を考えるうえで重要な点となる。GOG252試験からは，ベバシズマブ投与とIP療法を並行して行うことのメリットは示されていないが，PARP阻害剤の場合，化学療法終了後の維持療法として行われる場合が多く，IP療法との組み合わせに期待がもたれる（明日への提言参照）。BRCA変異，HRD StatusといったサブタイプにおけるPrecision Medicineの考え方に，IP療法を組み合わせていくことで，進行卵巣癌の予後をさらに改善する新たなエビデンスが導出されることを期待したい。

▨ 明日への提言

　これまでのRCTのエビデンスからも，初回進行卵巣癌はIP療法を行ううえで最適ながん種の1つと考えられる。まず，GOG172試験の後方視的な解析では，BRCA1の発現低下が認められた群において，OSの延長が顕著に認められた[15]（IP群が84カ月で，IV群が47カ月，p＝0.0002）。BRCA1発現正常群では有意差が認められていない（IP群58カ月，IV群50カ月，p＝0.818）。BRCA1/2の変異の有無やHRDのStatusまで評価されていないことより，さらに詳細な解析が望まれる。iPocc試験において，トランスレーショナルリサーチとして，HRD関連因子との相関が出るかも興味深く，PARP阻害剤をはじめとした分

子標的治療薬の開発の急速な進歩を考えると，トランスレーショナルリサーチを推進することで，Precision Medicine の中に IP 療法が組み入れられていくことが望まれる。

検索資料・参考にした二次資料

データベース：PubMed　期間：1995-2020　keyword・件数：primary ovarian cancer, intraperitoneal, randomized で 131 件, ovarian cancer, intraperitoneal, intravenous, randomized で 125 件, ovarian cancer, intraperitoneal, intravenous, carboplatin, paclitaxel で, 95 件, primary ovarian cancer, randomized, phase 3, maintenance で 34 件を取り上げた。

その中から本 CQ に関連ありと判断されたものは 11 件を採用した。他, 卵巣がん治療ガイドライン　2007 年から 2020 年版を追加した。

引用・参考文献

1) Alberts DS, Liu PY, Hannigan EV, et al. Intraperitoneal cisplatin plus intravenous cyclophosphamide versus intravenous cisplatin plus intravenous cyclophosphamide for stage III ovarian cancer. N Engl J Med. 1996; 335: 1950-5.
2) Markman M, Bundy BN, Alberts DS, et al. Phase III trial of standard-dose intravenous cisplatin plus paclitaxel versus moderately high-dose carboplatin followed by intravenous paclitaxel and intraperitoneal cisplatin in small-volume stage III ovarian carcinoma: an intergroup study of the Gynecologic Oncology Group, Southwestern Oncology Group, and Eastern Cooperative Oncology Group. J Clin Oncol. 2001; 19: 1001-7.
3) Armstrong DK, Bundy B, Wenzel L, et al.; Gynecologic Oncology Group. Intraperitoneal cisplatin and paclitaxel in ovarian cancer. N Engl J Med. 2006; 354: 34-43.
4) 日本婦人科腫瘍学会編. 卵巣がん治療ガイドライン 2007 年版. 金原出版, 2007.
5) 日本婦人科腫瘍学会編. 卵巣がん治療ガイドライン 2010 年版. 金原出版, 2010.
6) 日本婦人科腫瘍学会編. 卵巣がん治療ガイドライン 2015 年版. 金原出版, 2015, pp91-4.
7) Fujiwara K, Aotani E, Hamano T, et al. A randomized Phase II/III trial of 3 weekly intraperitoneal versus intravenous carboplatin in combination with intravenous weekly dose-dense paclitaxel for newly diagnosed ovarian, fallopian tube and primary peritoneal cancer. Jpn J Clin Oncol. 2011; 41: 278-82.
8) Hasegawa K, Shimada M, Takeuchi S, et al. A phase 2 study of intraperitoneal carboplatin plus intravenous dose-dense paclitaxel in front-line treatment of suboptimal residual ovarian cancer. Br J Cancer. 2020; 122: 766-70.
9) Provencher DM, Gallagher CJ, Parulekar WR, et al. OV21/PETROC: a randomized Gynecologic Cancer Intergroup phase II study of intraperitoneal versus intravenous chemotherapy following neoadjuvant chemotherapy and optimal debulking surgery in epithelial ovarian cancer. Ann Oncol. 2018; 29: 431-8.
10) Walker JL, Brady MF, Wenzel L, et al. Randomized Trial of Intravenous Versus Intraperitoneal Chemotherapy Plus Bevacizumab in Advanced Ovarian Carcinoma: An NRG Oncology/Gynecologic Oncology Group Study. J Clin Oncol. 2019; 37: 1380-90.
11) 日本婦人科腫瘍学会編. 卵巣がん・卵管癌・腹膜癌治療ガイドライン 2020 年版　第 5 版. 金原出版, 2020, pp113-5.
12) Ray-Coquard I, Pautier P, Pignata S, et al.; PAOLA-1 Investigators. Olaparib plus Bevacizumab as First-Line Maintenance in Ovarian Cancer. N Engl J Med. 2019; 381: 2416-28.
13) González-Martín A, Pothuri B, Vergote I, et al.; PRIMA/ENGOT-OV26/GOG-3012 Investigators. Niraparib in Patients with Newly Diagnosed Advanced Ovarian Cancer. N Engl J Med. 2019; 381: 2391-402.
14) Coleman RL, Fleming GF, Brady MF, et al. Veliparib with First-Line Chemotherapy and as Mainte-

nance Therapy in Ovarian Cancer. N Engl J Med. 2019; 381: 2403-15.

15) Lesnock JL, Darcy KM, Tian C, et al. BRCA1 expression and improved survival in ovarian cancer patients treated with intraperitoneal cisplatin and paclitaxel: a Gynecologic Oncology Group Study. Br J Cancer. 2013; 108: 1231-7.

CQ 2

腹膜播種を有する進行卵巣癌に対して腫瘍減量手術時に腹腔内温熱化学療法（HIPEC）を併用することを推奨するか。

ステートメント

腹膜播種を有する進行卵巣癌の腫瘍減量手術時の腹腔内温熱化学療法（HIPEC）の併用は、HIPEC の設備が整いかつ十分な経験がある施設において、臨床研究として実施することを提案する。

推奨の強さ：**弱い**　エビデンスの強さ：**C**　合意率：**100%（7/7）**

解説

益 生存期間の延長
害 合併症，コスト

　腹腔内温熱化学療法（HIPEC）は、術中に 40-42℃ 以上の生食によって腹腔を加温したうえで抗がん剤を直接投与するもので、がんに対する温熱療法と腹腔内化学療法を同時に行う治療法であり、その相加的あるいは相乗的な抗腫瘍効果を期待する。原理としては腹腔内化学療法および温熱療法のそれぞれ単独使用の場合の効果に加えて、1）温熱による化学療法の増感作用、2）温熱による化学療法剤の透過性の亢進、3）抗腫瘍免疫の増強などが挙げられている[1, 2]。これまでの後方視あるいは前方視研究で HIPEC の有益性を示唆する報告は多いが[3-8]、薬剤、タイミング、温度、生存期間などにかなりの幅があり、一定した見解を示すのは困難であった[9-11]。

　近年、van Driel らがランダム化比較試験（RCT）において、ネオアジュバント化学療法（NAC）奏効後の中間期腫瘍減量術（IDS）に HIPEC を併用することの有用性を報告している[11]。この試験は、Ⅲ期の上皮性卵巣癌・卵管癌・腹膜癌で、初回手術で完全切除が見込めない、または初回手術において腫瘍径 1 cm 以上の残存腫瘍が認められた症例に対し、3 サイクルのパクリタキセルとカルボプラチンの併用化学療法（TC 療法）に奏効した患者245 例の IDS 時に施行された。シスプラチン（100 mg/m²）＋生理食塩水を温度 40℃ に保つように 90 分還流した HIPEC 群と HIPEC 非施行群で無再発生存（中央値）を比較し、HIPEC群 14.2 カ月 vs. 非施行群 10.7 カ月（HR 0.66；95% CI：0.50-0.87；p = 0.003）で有意差を認めた。骨髄抑制や腸閉塞、消化管穿孔、腎障害など、HIPEC 施行後に懸念される副作用の頻度においては、両群間で有意差がなかったとしている。しかしながら、本試験においては両群間にバイアスがあることや、HIPEC そのものの疑問として、どの因子（投与経路、投与時期、温熱、シスプラチン）が予後改善に寄与したかが不明であること、また HIPEC群における手術時間の延長（中央値 338 分 vs. 192 分）やコスト増など、批判的な意見も多い[12]。一方、韓国では Lim らもⅢ期以上の上皮性卵巣癌・卵管癌・腹膜癌患者かつ初回減量手術あるいは IDS 時の残存腫瘍径が 1 cm 以下の 184 例に対してランダム化比較試験を

行って腫瘍減量手術時における HIPEC（シスプラチン $75\,mg/m^2$, 42-43℃, 90 分）併用の有用性を検証している。この試験では，貧血および血清クレアチニンを除いて両群で有害事象の発生に差はなかった。5 年の無再発生存率は，HIPEC 群 51.0％に対して非施行群 49.4％（HP＝0.574）と有意差を認めなかったが，NAC が試行された患者に関しては HIPEC 群の予後が良好な傾向があり，長期予後を含めてさらなるフォローアップが必要であると報告している[13]。

　HIPEC は医薬品の適応外使用を伴う治療法であるため，本治療法の有効性を臨床試験により評価することが必要な場合は，臨床研究法に基づいた対応が必要になると考えられる。また，医療法における特定機能病院の承認要件として，高難度新規医療技術および未承認新規医薬品等を用いた医療の提供をする際の適否を決定する部門の設置や，安全管理体制の整備が義務づけられているが，一般の病院においても同様の努力義務が課されている。HIPEC は様々な点において審査対象となる可能性があり，一定の臨床効果は期待できる可能性はあるものの，本邦においては標準的な治療としての推奨は行わない。しかしながら，現時点では腹膜播種の制御が十分に行えていない胃癌や大腸癌と比較すると，卵巣癌における腹膜播種は化学療法の効果が十分に期待できるため，消化器癌とは独立して検討するべきと考えられる。現在，初発および再発卵巣癌に対し，複数の第 II 相，第 III 相 RCT が進行・計画中であり，卵巣癌における HIPEC の位置づけが検証される予定である[10, 14]。ただし，臨床試験として行う医療行為には不確実性が伴うため，適切かつ十分なインフォームドコンセントがなされた上で行われる必要がある。

▨ 明日への提言

　進行卵巣癌の初回治療時における HIPEC に関しては，1 つの RCT のエビデンスがあるものの，HIPEC 自体が多様な方法を含むため，未だ十分なエビデンスがあるとはいえない。近年 PARP 阻害薬をはじめとする分子標的薬の登場や，BRCA や相同組換え修復異常（HRD）検査による個別化治療の進歩など，卵巣癌治療そのものが劇的に変化してきているため，これらを加味した HIPEC の新たな臨床研究が望まれる。

▨ 検索資料・参考にした二次資料

　データベース：PubMed　期間：2001-2020　keyword・件数：ovarian cancer, HIPEC, 716 件，filter Meta-Analysis, Randomized Controlled Trial, English, 15 件。

　本 CQ に関連ありと判断された論文は 10 件。直接関連ありと考えられた文献は第 III 相試験 1 件，メタ解析 5 件，間接的に関連ありと考えられた文献は第 III 相試験の QOL に関する検討 1 件，再発卵巣癌に関する検討 2 件，HIPEC の方法に関する検討 2 件，上記以外に著者判断で ASCO Meeting Library より第 III 相試験の結果である文献 13，プロトコール論文である文献 14，レビューを中心に文献 1-4，6-10，12 を引用した。

引用・参考文献

1) González-Moreno S, González-Bayón LA, Ortega-Pérez G. Hyperthermic intraperitoneal chemotherapy: Rationale and technique. World J Gastrointest Oncol. 2010; 2: 68-75.

2) Crestani A, Benoit L, Touboul C, et al. Hyperthermic intraperitoneal chemotherapy (HIPEC): Should we look closer at the microenvironment? Gynecol Oncol. 2020; 159: 285-94.

3) Cascales-Campos PA, Gil J, Gil E, et al. Treatment of microscopic disease with hyperthermic intraoperative intraperitoneal chemotherapy after complete cytoreduction improves disease-free survival in patients with stage IIIC/IV ovarian cancer. Ann Surg Oncol. 2014; 21: 2383-9.

4) Bakrin N, Bereder JM, Decullier E, et al.; FROGHI (FRench Oncologic and Gynecologic HIPEC) Group. Peritoneal carcinomatosis treated with cytoreductive surgery and Hyperthermic Intraperitoneal Chemotherapy (HIPEC) for advanced ovarian carcinoma: a French multicentre retrospective cohort study of 566 patients. Eur J Surg Oncol. 2013; 39: 1435-43.

5) Spiliotis J, Halkia E, Lianos E, et al. Cytoreductive surgery and HIPEC in recurrent epithelial ovarian cancer: a prospective randomized phase III study. Ann Surg Oncol. 2015; 22: 1570-5.

6) Baiocchi G, Ferreira FO, Mantoan H, et al. Hyperthermic Intraperitoneal Chemotherapy after Secondary Cytoreduction in Epithelial Ovarian Cancer: A Single-center Comparative Analysis. Ann Surg Oncol. 2016; 23: 1294-301.

7) Petrillo M, De Iaco P, Cianci S, et al. Long-Term Survival for Platinum-Sensitive Recurrent Ovarian Cancer Patients Treated with Secondary Cytoreductive Surgery Plus Hyperthermic Intraperitoneal Chemotherapy (HIPEC). Ann Surg Oncol. 2016; 23: 1660-5.

8) Fagotti A, Costantini B, Vizzielli G, et al. HIPEC in recurrent ovarian cancer patients: morbidity-related treatment and long-term analysis of clinical outcome. Gynecol Oncol. 2011; 122: 221-5.

9) Roviello F, Roviello G, Petrioli R, et al. Hyperthermic intraperitoneal chemotherapy for the treatment of ovarian cancer: A brief overview of recent results. Crit Rev Oncol Hematol. 2015; 95: 297-305.

10) Cowan RA, O'Cearbhaill RE, Zivanovic O, et al. Current status and future prospects of hyperthermic intraoperative intraperitoneal chemotherapy (HIPEC) clinical trials in ovarian cancer. Int J Hyperthermia. 2017; 33: 548-53.

11) van Driel WJ, Koole SN, Sikorska K, et al. Hyperthermic Intraperitoneal Chemotherapy in Ovarian Cancer. N Engl J Med. 2018; 378: 230-40.

12) Spriggs DR, Zivanovic O. Ovarian Cancer Treatment - Are We Getting Warmer? N Engl J Med. 2018; 378: 293-4.

13) Lim MC, Chang SJ, Yoo HJ, et al. Randomized trial of hyperthermic intraperitoneal chemotherapy (HIPEC) in women with primary advanced peritoneal, ovarian, and tubal cancer. J Clin Oncol. 2017; 35: 5520.

14) Koole S, van Stein R, Sikorska K, et al. Primary cytoreductive surgery with or without hyperthermic intraperitoneal chemotherapy (HIPEC) for FIGO stage III epithelial ovarian cancer: OVHIPEC-2, a phase III randomized clinical trial. Int J Gynecol Cancer. 2020; 30: 888-92.

6
章

卵
巣
癌

CQ **3**

腹膜播種を有する再発卵巣癌に腹腔内化学療法を推奨するか？

ステートメント

再発卵巣癌に対する腹腔内化学療法を推奨するエビデンスは乏しく，明確な推奨はできない。

推奨なし　エビデンスの強さ：D　合意率：100％（7/7）

解説

益 生存期間の延長

害 有害事象，腹腔ポート関連合併症

　卵巣癌に対する腹腔内化学療法は，初回治療に対する第Ⅲ相ランダム化比較試験が実施される以前に，癌性腹水を呈した再発がん患者に実施されており，約60年の歴史がある。点滴加療に比べて腹腔内へ直接抗がん剤を投与することで，腹腔内抗がん剤 AUC は，シスプラチンやカルボプラチンなどの白金製剤で10〜12倍，パクリタキセルやドセタキセルなどのタキサン製剤では約1,000倍と報告されている[1,2]。また，ドセタキセルの抗腫瘍効果は腫瘍の最大暴露濃度に影響するが，ドセタキセルの腹腔内投与では静脈投与に比べて腫瘍が暴露するピーク濃度は約200倍である[3-5]。再発治療における腹腔内化学療法の予後規定因子は，初回治療と同様，治療開始時の残存腫瘍や組織型である[6]。Muggia らは，プラチナ感受性再発に対する腹腔内へのプラチナ再投与は少数例であるが有効であったが，プラチナ抵抗性再発では効果は乏しかったと報告している[7]。Boisen らは，初回経静脈化学療法後，2nd line として腹腔内化学療法を行った25例について検討している。いずれも前治療の最終プラチナ投与から6カ月以上の再発であるが，10例（40％）において，初回治療後よりも再発後の腹腔内化学療法後の方が，TFI が延長したと報告している[8]。Lu らは，secondary cytoreductive surgery 後に腹腔内化学療法が行われた症例について，プラチナ感受性再発と抵抗性再発について，それぞれ108例，47例を静脈投与群とマッチング（propensity score-matching）させて解析した[9]。無増悪生存率（PFS）についてそれぞれ，9.8カ月 vs. 6.9カ月，4.9カ月 vs. 2.4カ月といずれも有意に腹腔内投与群が延長したと報告している。しかしながら，前治療からの休薬期間（platinum free interval）など重要な効果予測因子が加味されておらず，静脈投与群の PFS が一般的な報告に比べて不良であるなど，課題が多い。卵巣癌の初回標準治療がパクリタキセル，カルボプラチンを含むレジメンであることから，2nd line の腹腔内化学療法としてパクリタキセルと不完全交叉耐性と考えられるドセタキセルを投与する試みも報告されている[10]。Tsubamoto らは，プラチナ抵抗性再発8例を含む16例において，ドセタキセルの腹腔内化学療法を試みたが奏効したのは2例のみであった[11]。

明日への提言

　プラチナ感受性再発における腹腔内化学療法の有効性を示唆する報告があり，Phase II 試験や標準治療（全身化学療法）との比較試験による検証が望まれる。

検索資料・参考にした二次資料

　データベース：PubMed　期間：2005-2020　keyword・件数：ovarian cancer, intra peritoneal chemotherapy AND recurrent, recurrence, second-line, NOT HIPEC, hyperthermic で 18 件，うち本 CQ に関連ありと判断されたもの 4 件。4 件の論文が引用した論文および引用された論文から，本 CQ に関連ありと判断した論文を追加し，計 15 件を本 CQ 作成のために参考にした。

引用・参考文献

1) Markman M, Rowinsky E, Hakes T, et al. Phase I trial of intraperitoneal taxol: a Gynecoloic Oncology Group study. J Clin Oncol. 1992; 10: 1485-91.

2) Markman M. Second-line chemotherapy for refractory cancer: intraperitoneal chemotherapy. Semin Surg Oncol. 1994; 10: 299-304.

3) Morgan RJ Jr, Doroshow JH, Synold T, et al. Phase I trial of intraperitoneal docetaxel in the treatment of advanced malignancies primarily confined to the peritoneal cavity: dose-limiting toxicity and pharmacokinetics. Clin Cancer Res. 2003; 9: 5896-901.

4) Hryniuk W. The importance of dose intensity in outcome of chemotherapy. In: Hellman S, DeVita V, Rosenberg S(Eds), Important advances in Oncology, Lippincott, 1988, pp. 121-41.

5) Fushida S, Nao F, Kinami S, et al. Pharmacologic study of intraperitoneal docetaxel in gastric cancer patients with peritoneal dissemination.[Article in Japanese]. Gan To Kagaku Ryoho. 2002; 29: 1759-63.

6) Markman M, Brady M, Hutson A, et al. Survival after second-line intraperitoneal therapy for the treatment of epithelial ovarian cancer: the Gynecologic Oncology Group experience. Int J Gynecol Cancer. 2009; 19: 223-9.

7) Muggia FM, Groshen S, Russell C, et al. Intraperitoneal carboplatin and etoposide for persistent epithelial ovarian cancer: analysis of results by prior sensitivity to platinum-based regimens. Gynecol Oncol. 1993; 50: 232-8.

8) Boisen MM, Lesnock JL, Richard SD, et al. Second-line Intraperitoneal Platinum-based Therapy Leads to an Increase in Second-line Progression-free Survival for Epithelial Ovarian Cancer. Int J Gynecol Cancer. 2016; 26: 626-31.

9) Lu CH, Chang YH, Lee WH, et al.; Task Force on Intraperitoneal Chemotherapy of Ovarian Cancer. Second-Line Intraperitoneal Chemotherapy for Recurrent Epithelial Ovarian, Tubal and Peritoneal Cancer: A Propensity Score-Matching Study. Chemotherapy. 2016; 61: 240-8.

10) Verschraegen CF, Sittisomwong T, Kudelka AP, et al. Docetaxel for patients with paclitaxel-resistant Müllerian carcinoma. J Clin Oncol. 2000; 18: 2733-9.

11) Tsubamoto H, Takeuchi S, Ito K, et al. Feasibility and efficacy of intraperitoneal docetaxel administration as salvage chemotherapy for malignant gynaecological ascites. J Obstet Gynaecol. 2015; 35: 69-73.

7章

癌性腹水

はじめに

癌性腹膜炎に伴う大量腹水は患者に強い腹部膨満感，呼吸苦などの苦痛を生じるだけでなく，患者の QOL や闘病意欲を低下させて抗癌治療の中止につながることが多い。悪性腹水に対する症状緩和目的のガイドラインはすでに日本緩和医療学会から「がん患者の消化器症状の緩和に関するガイドライン 2017 年度版」で発表されている。腹膜播種に起因する腹水に対する緩和療法については薬物療法，非薬物療法，看護ケアなどさまざまな研究や報告があるが，大量腹水の場合には効果的な抗癌治療に結びつかない場合が多く，当ガイドラインでは触れないことにした。ここでは主に抗癌治療の継続さらには効果向上を目指した大量腹水治療法について検討を行った。

大量腹水の定義であるが，CT 画像にて骨盤から横隔膜下に連続的に腹水が貯留し，症状緩和には腹水ドレナージを必要とするものとする。

日本における大量の癌性腹水に対する治療としては，1）単純ドレナージ，2）腹腔・静脈シャント術（PVS），3）腹水濾過濃縮再静注法（CART）があるが，未だに確立されていない。

1）単純ドレナージ

単純ドレナージは，日本緩和医療学会のガイドラインでは 1～3 L の少量なら安全に施行でき，穿刺が頻回になる場合はカテーテル留置を提案している。また，手技も簡便なために国際的にも最もよく施行されており，速やかで一時的な症状緩和効果が得られる。しかしながら，大量腹水貯留症例においては少量ドレナージでは症状緩和効果に乏しいだけでなく短期間に再貯留する。さらに少量ドレナージでも繰り返すことで栄養状態の悪化につながり，大量ドレナージでは急性循環不全や腎不全に陥る危険性があるという点で懸念がある。しかしながら，施設を選ばずに容易に施行できることより，苦痛が強い場合にはまず考慮すべき治療である。

2）腹腔・静脈シャント術（PVS）

PVS は当初水頭症用ホルター弁を転用した治療として Smith によって 1962 年に発案[1]された。その後，腹水圧の増減により機械的に開閉する可動式シリコン弁を有する PVS 専用の LeVeen シャントが 1974 年に考案[2]されたが，評価されず普及していない。その後，逆流防止弁付きポンプチャンバーによって腹水を用手的に汲み上げることができるデンバーシャントが 1990 年に考案[3]され，日本でも使用されるようになった。現在，他に有用な同等品がなく，「PVS＝デンバーシャント」が一般的になっている。PVS は国内外で多数報告されているが，大部分が数十例以下の小規模な研究でありエビデンスに乏しい。133例を対象にした比較的規模の大きい多施設共同研究によれば，症状緩和率 83％，効果発現までの期間 2 日（1～9 日），症状緩和持続期間 26 日（最大 330 日），有害事象 6.8％（出血・発熱・血栓・DIC・胸水・敗血症・腸閉塞・心不全など）で，致死率は 4.5％と高率である[4]。腹水をそのまま上大静脈から体循環に戻すために，急激な循環動態の変化や癌細胞や粘液などに起因する心不全，DIC 等の重篤な合併症への対策が必須である。したがって，感染，凝固異常，血栓，心腎不全，重度肺障害，腹膜中皮腫など隔壁を有する腹水症，特殊な腹水（粘液性，化膿性，胆汁性，濃血性，濃乳糜），消化管穿孔例には禁忌である。ま

たシャントトラブルにはシャント閉塞，カテーテルの断裂，逸脱などがある。特にシャント閉塞は PVS 留置術後の約 16〜45％に発生する頻度の高い合併症である[5, 6]。シャント閉塞の原因としては，血栓や腹腔内脂肪，フィブリン塊などによるシャント内腔閉塞やカテーテルのキンク，静脈内カテーテル周囲のフィブリンシース形成，腹腔内カテーテル周囲の大網による被包化などがある[7]。以上，手技に高度の技術を要して重篤な合併症やシャント不全も高率に発生し，禁忌症例も多いために患者の予後を含めた慎重な適応が必須となる。さらに癌細胞を全身に散布してしまうために，抗癌治療終了後の症状緩和を主目的として一部の施設で年間 1,000 例未満が施行されているのが現状である。

▼ 3）腹水濾過濃縮再静注法（CART）

CART は 1973 年に外科医の山崎が癌性腹水に二種の Hollow Fiber を用いた濾過濃縮法を報告[8]しており，CART の原型と考えられる。現在の CART システムは 1977 年に開発され，1981 年に日本独自の腹水治療手術（K-635）として保険承認されている。しかしながら，透析システムからの転用であるために腹水処理，特に癌性腹水処理において大きな問題点があった。①回路・操作が複雑で，操作に熟練した技士と圧制御の高価なポンプ装置が必要で，プライミングならびに濾過濃縮処理に時間を要する。②癌性腹水では癌細胞，血球などの細胞成分や粘液，フィブリンなどにより 2〜3L で濾過膜が閉塞し，以後の処理が不能になる。③ローラーポンプにより限界耐圧まで強制的に押し込むという過度な加圧操作による細胞の挫滅やサイトカイン，エンドトキシン，粘液などの本来濾過してはいけない成分の濾過濃縮，さらには白血球に過度の機械的ストレスが加わった結果生じるインターロイキンも濾過濃縮されて高熱やショックなどの重篤な副作用の原因となる。以上より癌性腹水は処理困難で危険とされ 1990 年代には癌治療の現場では施行されなくなり，以後は膜閉塞物質をほとんど含まない少量の肝性腹水が治療対象となった。したがって，臨床現場では CART は "副作用が強く，効果に乏しい治療" と認識されて海外に普及することなく，国内の一部の施設で施行される特異な腹水治療となっていた。2008 年に従来型の問題点を解消した改良型の CART システムと安全な全量ドレナージのための循環管理術（KM-CART）が松﨑により開発[9-12]された。腹水にストレスをかけない外圧・定圧濾過方式により，1L あたり 3〜5 分と処理速度が圧倒的に速くなるとともに，患者の循環動態に合わせた術前からの循環管理によって安全かつ効果的な腹水治療が可能になった。濾過膜閉塞に対する逆洗浄機能により 10L 以上（最大 28L）の大量の癌性腹水も処理可能になり，洗浄液から回収できる大量の癌細胞が癌研究や治療に活用されるようになってきている[13-15]。

近年，大量腹水を有する腹膜播種症例の化学療法においても積極的に CART が併用されるようになり，有効とする報告[16-19]が増えている。化学療法と CART の併用においては，腹水中の薬剤が濃縮されて血中に再静注されることによる副作用が懸念される。蛋白（主にアルブミン）結合した薬剤は，薬理活性（抗腫瘍活性）を発現できず，代謝も排泄もされない。この蛋白結合は，一定の結合定数で結合型と遊離型（非結合型）が平衡状態を保っているので，遊離型が消費（代謝や排泄）されると結合型から遊離型が供給されることになる。腹水症例の場合，血中の抗がん剤の一部が腹水中に漏出し，その一部が腹水中のアルブミンと結合するが，アルブミン結合率は薬剤によって異なる。CART では，アルブ

ミンと結合していない遊離型の薬剤は濾過されて濃縮されない。アルブミンと結合した薬剤は濾過濃縮されるが，腹水中アルブミン濃度は血中よりも低値のために，回収されるアルブミン結合薬剤はさらに少なくなる。したがって，本来は血中にあるべき薬剤が一部腹水中に漏出してその一部が回収されて血中に再静注されるが，CART で回収されるのは抗腫瘍活性のない結合型である。抗がん剤の定期投与中であっても投与直前にCART を施行すれば，すでに血中，腹水中ともに薬剤濃度は低下している。したがって，抗がん剤投与直後にCART を施行しなければ臨床的には問題がないものと考える。一部の抗がん剤（Cisplatin，Oxaliplatin，Docetaxel，Paclitaxel など）はアルブミンなどの血漿蛋白と70%以上の高い結合率を示す[20-22]。したがって，腹腔内化学療法との併用では全量ドレナージのうえ CART 施行後に腹腔内投与することで薬剤濃度の維持だけでなく，遊離型の増加による抗腫瘍効果の増強が期待でき，有効症例も報告[23,24]されている。

　CART は PVS に比して手技が容易で合併症が少ないために施行施設も多く，年間4万例以上と症例数も急速に増加している。さらにPVSのように血中に癌細胞を散布することなく，腹腔内から癌細胞や粘液，サイトカインなどを減量させる。今後，CART は大量腹水を有する腹膜播種症例の化学療法において必須の支持療法となる可能性があり，RCT などによるエビデンスの構築が強く望まれる。

引用・参考文献

1）Smith AN. Peritoneocaval shunt with a Holter valve in the treatment of ascites. Lancet. 1962; 1: 671-2.
2）Leveen HH, Christoudias G, Ip M, et al. Peritoneovenous shunting for ascites. Ann Surg. 1974; 180: 580-91.
3）Weaver DW, Wieneck RG, Bouwman DL, et al. Percutaneous Denver peritoneovenous shunt insertion. Am J Surg. 1990; 159: 600-1.
4）Sugawara S, Sone M, Arai Y, et al. Radiological insertion of Denver peritoneovenous shunts for malignant refractory ascites: a retrospective multicenter study (JIVROSG-0809). Cardiovasc Intervent Radiol. 2011; 34: 980-8.
5）Bieligk SC, Calvo BF, Coit DG. Peritoneovenous shunting for nongynecologic malignant ascites. Cancer. 2001; 91: 1247-55.
6）Schumacher DL, Saclarides TJ, Staren ED. Peritoneovenous shunts for palliation of the patient with malignant ascites. Ann Surg Oncol. 1994; 1: 378-81.
7）Hu RH, Lee PH. Salvaging procedures for dysfunctional peritoneovenous shunt. Hepatogastroenterology. 2001; 48: 794-7.
8）山﨑善弥．腹水の濾過・除菌除癌細胞，濃縮腹水再注入療法．外科．1975; 37: 1628-9.
9）Matsusaki K, Ohta K, Yoshizawa A, et al.; Japanese CART Study Group. Novel cell-free and concentrated ascites reinfusion therapy (KM-CART) for refractory ascites associated with cancerous peritonitis: its effect and future perspectives. Int J Clin Oncol. 2011; 16: 395-400.
10）松﨑圭祐．外圧・定圧濾過により拡がる CART の可能性－症状緩和からオーダーメイド癌治療へ．日アフェレシス会誌．2014; 33: 194-201.
11）松﨑圭祐．腹膜播種に対する治療戦略－改良型腹水濾過濃縮再静注システム(KM-CART)による大量癌性腹水に対する新たな治療戦略．癌と化療．2016; 43: 2490-7.
12）Matsusaki K, Orihashi K. Feasibility, efficacy, and safety of cell-free and concentrated ascites reinfusion therapy (KM-CART) for malignant ascites. Artif Organs. 2020; 44: 1090-7.
13）Kimura Y, Harada Y, Yasuda N, et al. Effective recovery of highly purified CD326(+) tumor cells from lavage fluid of patients treated with a novel cell-free and concentrated ascites reinfusion therapy (KM-CART). Springerplus. 2015; 4: 780.
14）Anayama T, Taguchi M, Tatenuma T, et al. In-vitro proliferation assay with recycled ascitic cancer

cells in malignant pleural mesothelioma: A case report. World J Clin Cases. 2019; 7: 4036-43.

15）Nagasato M, Rin Y, Yamamoto Y, et al. A Tumor-targeting Adenovirus with High Gene-transduction Efficiency for Primary Pancreatic Cancer and Ascites Cells. Anticancer Res. 2017; 37: 3599-605.

16）白川賢司，二宮基樹，坂下吉弘，他．癌性腹水を伴う切除不能進行・再発胃癌に対する KM-CART の有用性．日臨外会誌．2020; 81: 1229-37.

17）松尾愛理，河原俊介，泉有希子，他．婦人科癌による難治性癌性腹水に対して腹水濾過濃縮再静注法（cell-free and concentrated ascites reinfusion therapy ; CART）を施行した 7 症例．産婦人科の進歩．2014; 66: 169-76.

18）太田惠一朗，松﨑圭祐．癌性腹水に対する CART と薬物療法．臨床外科．2015; 70: 1487-92.

19）岩城隆二，進藤喜矛，河原肇，他．当院での改良型腹水濾過濃縮再静注法 (KM-CART) の検討．癌と化療．2018; 45: 2165-7.

20）日本臨床腫瘍学会編．臨床腫瘍学．南江堂，2006，pp.236-336.

21）Lévi F, Metzger G, Massari C, et al. Oxaliplatin: pharmacokinetics and chronopharmacological aspects. Clin Pharmacokinet. 2000; 38: 1-21.

22）Minami H, Kawada K, Sasaki Y, et al. Pharmacokinetics and pharmacodynamics of protein-unbound docetaxel in cancer patients. Cancer Sci. 2006; 97: 235-41.

23）石神浩徳，北山丈二，山口博紀，他．癌性腹膜炎を伴う胃癌に対する集学的治療 – CART と腹腔内化学療法を併用した積極的治療戦略．日アフェレシス会誌．2014; 33: 162-6.

24）Yamaguchi H, Kitayama J, Emoto S, et al. Cell-free and concentrated ascites reinfusion therapy (CART) for management of massive malignant ascites in gastric cancer patients with peritoneal metastasis treated with intravenous and intraperitoneal paclitaxel with oral S-1. Eur J Surg Oncol. 2015; 41: 875-80.

CQ 1

大量腹水を伴う腹膜播種に対して化学療法を推奨するか？

ステートメント

CQ1-1 卵巣癌

卵巣癌は化学療法の感受性が極めて高い癌腫である。進行例の多くが大量腹水を伴う腹膜播種を有するが，この状態からでも長期の生存が期待できることから化学療法の実施を推奨する。

推奨の強さ：**強い** エビデンスの強さ：**A** 合意率：**100%（10/10）**

CQ1-2 胃癌

大量腹水を伴う胃癌腹膜播種に対して，全身状態を慎重に評価したうえで，化学療法を行うことは推奨できる。大量腹水を伴う腹膜播種を有する胃癌において，fluoropyrimidine をベースとした化学療法による無増悪生存期間，全生存期間を延長するとする複数の後方視的研究があり，全身状態が良い場合は，化学療法の実施を提案する。

推奨の強さ：**弱い** エビデンスの強さ：**C** 合意率：**100%（10/10）**

CQ1-3 その他の癌

卵巣癌・胃癌以外の癌腫において，大量腹水に対する化学療法の有用性を支持するデータが乏しく，推奨なしとする。化学療法の適応，レジメン選択は個々の患者ごとに慎重に検討する必要がある。

推奨なし エビデンスの強さ：**D** 合意率：**70%（7/10）**

解説

益 生存期間の延長
害 有害事象

1. 卵巣癌

　卵巣癌は（以下，『卵巣がん・卵管癌・腹膜癌治療ガイドライン2020年版』参照）発生早期から癌性腹膜炎を発症し，大量腹水を伴った癌性腹膜炎を有する状態で診断される場合が多い。しかし，その多くは化学療法に奏効し，遠隔転移がなければ生存期間中央値は5年を超える。そのため，未治療の卵巣癌においては，大量腹水を伴った癌性腹膜炎を有する症例に対する platinum + taxane 製剤の併用を含む化学療法が標準治療である。再発例では，プラチナフリー期間がその後の化学療法への奏効，生存に大きく影響する。プラチナ感受性再発（プラチナフリー期間6カ月以上）ではプラチナ製剤の奏効が期待できるため，プラチナベースの併用療法が勧められる。一方，プラチナ抵抗性再発（プラチナフリー期間6カ月未満）では，プラチナ製剤の奏効はあまり期待できない。非プラチナ製剤の単剤化学療法が適用される場合が多いが，その適用は慎重に判断する必要がある[1]。

2.　胃癌

　大量腹水を伴った癌性腹膜炎を有する胃癌に関し無治療と化学療法を比較した研究はないが，5-FU ベースの化学療法で33%[2]，fluoropyrimidine + cisplatin で36.4%[3] の腹水のコントロール率が後方視的研究で示された。2017 年以降，複数の同様の研究結果が報告され，5-FU + leucovorin で39%[4] に対し，FOLFOX では，78%[5]，50%[6] と比較的高率に腹水コントロールが可能であることが示された。

　2010年から2016年にフッ化ピリミジン製剤ベースのレジメンを投与された進行胃癌129例をプラチナ製剤投与の有無で比較した後方視的研究では，腹水のコントロール率は17% vs. 51%，経口摂取の回復率は43% vs. 64%でプラチナ製剤を加えた方が良好な結果であった[7]。また，progression free survival（PFS）および overall survival（OS）中央値はそれぞれ，2.3 vs. 4.3 カ月（p<0.01），5.0 vs. 9.0 カ月（p<0.01）で，生存に関してもプラチナ製剤を加えた方が良好であった。このように，大量腹水を伴う腹膜播種を有する胃癌においてフッ化ピリミジン製剤 + プラチナ製剤併用療法の有用性が複数の後方視的研究で報告されている。

　高度腹膜転移による大量腹水を伴う胃癌症例に対する，タキサンの全身投与に関しては，Phase I/II 臨床試験として大量腹水を伴う胃癌患者 30 名に FLTAX 療法が，安全に施行可能であり，44%の患者で腹水の減少を認め，PFS 4.2 カ月，OS 8.0 カ月であったと報告されている[8]。

　一方で，docetaxel + cisplatin + S-1 を投与した進行胃癌に関する後方視的検討で大量腹水を伴った癌性腹膜炎を有する胃癌の overall survival 中央値は 16.8 カ月で，大量腹水を伴わない癌性腹膜炎症例（同 21.7 カ月）や癌性腹膜炎を有さない症例（同 22.6 カ月）よりも劣っていたことが報告されており，大量腹水を伴った癌性腹膜炎を有する症例の予後は他の進行胃癌と比較し不良であると考えられる[9]。

　各種癌に対する臨床試験において，大量腹水を伴う腹膜播種症例は除外されることが一般的であるのが現状であった[10]。メタアナリシスによる解析においても，大量腹水を有する胃癌腹膜播種症例は，有意に予後不良であった[11]。大量腹水を有する患者は PS 0-1 より PS 2 以上である可能性が高く，経口摂取の低下した症例が多く，臨床症試験に登録する機会は非常に少ない。進行胃癌の化学症例の検討にても PS0-1 に比べて PS 2 患者の生存期間の中央値が有意に短かった（6.1 対 14.8 カ月；p<.001）[12]。

　2020 年に報告された 5FU/LV vs. FLTAX の RCT[13] においては，大量腹水かつ経口摂取不良の PS2 の患者には化学療法は利益をもたらさなかった。さらに PTX/RAM 療法[14] の報告においても，大量腹水を伴う胃癌腹膜播種症例に同化学療法の有効性は認められていない。大量腹水を伴う腹膜播種症例において，全身投与の化学療法は，経口内服および利尿目的の補液が困難となるため標準的な化学療法を施行できない場合が多く，症例の全身状態・PS を考えて，慎重に検討する必要がある。

　大量腹水・経口摂取不良にて全身投与の化学療法が困難な患者であっても腹腔内投与が可能である場合がある。胃癌腹膜播種患者に対する SP 療法と S-1 + PTXiv, ip 療法を比較した Phase III RCT（PHOENIX-GC trial)[15] において，中等度の腹水を有する患者が 45 例含まれており，subgroup 解析でこれらの患者においては，OS において S-1 + PTXiv, ip 群の HR が 0.38（95% CI 0.16-0.90）となり，腹水患者には腹腔内化学療法がより有効である

ことが示された。大量腹水患者に対する腹腔内化学療法について，今後さらなるエビデンスの集積が期待される。

化学療法とCARTの併用に関する報告は現時点では少ない。大量腹水を伴った癌性腹膜炎を有する胃癌30例に対するCARTとpaclitaxel腹腔内投与を組み合わせた治療の後方視的検討では，計127回のCARTが安全に実施され，全生存期間中央値は10.2カ月，1年生存割合は43.3％であった[16]。21例の胃癌および9例の大腸癌に対するCARTと化学療法を組み合わせた治療の後方視的検討では，重篤な毒性，合併症の発生はなく，20％でPSが改善し，腹水穿刺のペースが胃癌では83％，大腸癌では全例で減少した。なお，治療奏効期間および全生存期間中央値は，胃癌ではそれぞれ2.1および3.5カ月，大腸癌ではそれぞれ5.8および5.8カ月であった[17]。CARTと化学療法を組み合わせた治療についての報告はこの2本のみで，症例の蓄積およびエビデンスの構築に努める必要がある。

3. その他の癌

卵巣癌・胃癌以外の癌腫に関して，大量腹水を伴った癌性腹膜炎を有する症例に対する化学療法を検討した研究はほとんど行われていない。PS不良あるいは大量の腹水貯留のため臨床試験への登録に不適であった23例の膵臓癌の後方視的検討では，化学療法を実施したにもかかわらずその奏効期間および生存の中央値は，それぞれわずか1.1および2.9カ月であった[18]。現時点では，大量腹水を伴った癌性腹膜炎を有する胃癌，卵巣癌以外の癌に対する化学療法の有用性を示唆するエビデンスはない。特に胃癌，卵巣癌以外の領域では，化学療法に関するエビデンスのさらなる蓄積が必要である。

▨ 明日への提言

卵巣癌において，大量腹水を伴った腹膜播種患者に対する化学療法が標準的となっているのに対し，胃癌ではエビデンスが確立されていない。PS不良・経口摂取困難により，はじめから化学療法の対象外とされることも多い。一部の臨床試験に登録されたPS2，経口摂取不良の患者も予後不良の結果となっている。ただし，化学療法により腹水の減少が得られれば予後延長をもたらすケースも報告されており，静注レジメンや腹腔内投与，さらにCARTとの併用を組み込んだ治療方法・臨床試験の模索・エビデンスの蓄積が望まれる。

▨ 検索資料・参考にした二次資料

データベース：PubMed　期間：2000-2020　keyword・件数：cancer, peritoneal carcinomatosis, ascites のkeywordで検索した結果294件だった。

この中で，本CQに関連ありと判断されたもの14件（いずれも原著論文）に加え，医中誌（会議録除く）で，癌，腹膜播種，大量腹水のkeywordで67件ヒット，うち本CQに関連ありと判断されたもの2件，ハンドサーチで3件を採用した。

引用・参考文献

1）日本婦人科腫瘍学会編. 卵巣がん・卵管癌・腹膜癌治療ガイドライン2020年版 第5版. 金原出版, 2020.

2) Iwasa S, Nakajima TE, Nakamura K, et al. First-line fluorouracil-based chemotherapy for patients with severe peritoneal disseminated gastric cancer. Gastric Cancer. 2012; 15: 21-6.

3) Shitara K, Mizota A, Matsuo K, et al. Fluoropyrimidine plus cisplatin for patients with advanced or recurrent gastric cancer with peritoneal metastasis. Gastric Cancer. 2013; 16: 48-55.

4) Hara H, Kadowaki S, Asayama M, et al. First-line bolus 5-fluorouracil plus leucovorin for peritoneally disseminated gastric cancer with massive ascites or inadequate oral intake. Int J Clin Oncol. 2018; 23: 275-80.

5) Masuishi T, Kadowaki S, Kondo M, et al. FOLFOX as First-line Therapy for Gastric Cancer with Severe Peritoneal Metastasis. Anticancer Res. 2017; 37: 7037-42.

6) Osumi H, Takahari D, Chin K, et al. Modified FOLFOX6 as a first-line treatment for patients with advanced gastric cancer with massive ascites or inadequate oral intake. Onco Targets Ther. 2018; 11: 8301-8.

7) Arai H, Iwasa S, Boku N, et al. Fluoropyrimidine with or without platinum as first-line chemotherapy in patients with advanced gastric cancer and severe peritoneal metastasis: a multicenter retrospective study. BMC Cancer. 2019; 19: 652.

8) Iwasa S, Goto M, Yasui H, et al. Multicenter feasibility study of combination therapy with fluorouracil, leucovorin and paclitaxel (FLTAX) for peritoneal disseminated gastric cancer with massive ascites or inadequate oral intake. Jpn J Clin Oncol. 2012; 42: 787-93.

9) Ohnuma H , Sato Y, Hirakawa M, et al. Docetaxel, cisplatin and S-1 (DCS) combination chemotherapy for gastric cancer patients with peritoneal metastasis: a retrospective study. Cancer Chemother Pharmacol. 2018; 81: 539-48.

10) Hamamoto Y, Piao Y, Makiyama A. Achieving sequential therapy in advanced gastric cancer: the importance of appropriate patient management for the elderly and/or those with ascites. Gastric Cancer. 2020; 23: 363-72.

11) Zheng LN, Wen F, Xu P, et al. Prognostic significance of malignant ascites in gastric cancer patients with peritoneal metastasis: A systemic review and meta-analysis. World J Clin Cases. 2019; 7: 3247-58.

12) Muro K, Shitara K, Ura T, et al. Chemotherapy for patients with advanced gastric cancer with performance status 2. J Clin Oncol. 2009; 27: e15627.

13) Nakajima TE, Yamaguchi K, Boku N, et al. Randomized phase II/III study of 5-fluorouracil/l-leucovorin versus 5-fluorouracil/l-leucovorin plus paclitaxel administered to patients with severe peritoneal metastases of gastric cancer (JCOG1108/WJOG7312G). Gastric Cancer. 2020; 23: 677-88.

14) Matsumoto H, Kawazoe A, Shimada K, et al. A retrospective study of the safety and efficacy of paclitaxel plus ramucirumab in patients with advanced or recurrent gastric cancer with ascites. BMC Cancer. 2018; 18: 120.

15) Ishigami H, Fujiwara Y, Fukushima R, et al. Phase III Trial Comparing Intraperitoneal and Intravenous Paclitaxel Plus S-1 Versus Cisplatin Plus S-1 in Patients With Gastric Cancer With Peritoneal Metastasis: PHOENIX-GC Trial. J Clin Oncol. 2018; 36: 1922-9.

16) Yamaguchi H, Kitayama J, Emoto S, et al. Cell-free and concentrated ascites reinfusion therapy (CART) for management of massive malignant ascites in gastric cancer patients with peritoneal metastasis treated with intravenous and intraperitoneal paclitaxel with oral S-1. Eur J Surg Oncol. 2015; 41: 875-80.

17) Nagata Y , Kato K , Miyamoto T, et al. Safety and efficacy of cell-free and concentrated ascites reinfusion therapy (CART) in gastrointestinal cancer patients with massive ascites treated with systemic chemotherapy. Support Care Cancer. 2020; 28: 5861-9.

18) Ueda A, Hosokawa A, Ogawa K, et al. Treatment outcome of advanced pancreatic cancer patients who are ineligible for a clinical trial. Onco Targets Ther. 2013; 6: 491-6.

CQ 2

大量腹水を伴う腹膜播種患者に対して CART を推奨するか？

ステートメント

腹部膨満感や食欲低下などの症状改善に有効で安全に施行可能であり，血液製剤の節約にもつながるため，大量癌性腹水患者に対して CART を行うことを弱く推奨する。

推奨の強さ：**弱い**　エビデンスの強さ：**C**　合意率：**100%（10/10）**

解説

益 症状緩和
害 有害事象，コスト

　大量癌性腹水は強い腹部膨満感，呼吸苦，食欲低下などを生じ，患者の QOL を低下させる。治療選択肢として腹水穿刺排液アルブミン静注，CART が挙げられるが，癌性腹水においてこの 2 つの治療法についての比較研究はない。

　日本消化器病学会肝硬変診療ガイドライン 2015（改訂第 2 版）[1]では肝硬変腹水患者において CART は治療選択肢の 1 つとして試みることを提案するとされている。一方，癌性腹水に対する CART は，腹水中に癌細胞や血液成分が大量に含まれているため回路が閉塞しやすい。このため CART があまり実施されてこなかった経緯があったが，近年論文が報告されている。CART 濾過器の濾過膜最大孔径は 0.2 μm であり，癌細胞はすべて濾過されると考えられ，これまで血行性播種の報告はない。

　癌性腹水に対する CART の有効性として，5 cm[2]から 13 cm[3]の腹囲減少と腹部膨満感の改善[2,4]，呼吸苦の改善[2]，食欲の改善[2,5]，尿量増加および腎機能の改善[2,5,6]，下肢浮腫の改善[2]などが報告されており，QOL や循環血液量の改善が得られている。還元蛋白量は 67.3 g から 85.0 g[2,3,7]と報告されており，血液製剤の節約につながっているが，血中アルブミン値は CART 後，増加する[3,7]，あるいは減少する[2]との報告があり，一定しない。これには術前の脱水状況や還元腹水量あるいはアルブミンの濃縮度なども関係するため，結論づけることは難しい。

　合併症としては腹水ドレナージ時の血圧低下や濃縮液還元時の発熱などで，重大な合併症はないと報告されており[2,5,6,8]，一定の条件下で CART の実施は提案する。

　一方，2011 年 Matsusaki により外圧式（濾過器中空糸膜の外から内側に原腹水を濾過する方式）の KM-CART が報告され[9]，全国に広がりをみせている。本法は従来の CART と異なり，腹水を全量ドレナージし，細胞成分や組織塊，フィブリンなどで閉塞した濾過膜を洗浄できるため，ほぼ全症例で腹水を全量処理できること，短時間で腹水処理が可能で 20 L 以上の腹水でも処理できる，結果として蛋白還元量が多いなどの大きな臨床的メリットがある[3]。従来の CART（中空糸膜の中から外側に濾過する内圧式）では 9% の処理中止例があるとともに，より CART のメリットが高いと考えられる腹水中の蛋白濃度が高い症

例と処理中止との関連性が報告されている[5]ことや，腹水処理能力が3L前後[5,6]と少ないなどのデメリットがあり，その2つのCART法について，臨床効果の優劣とともに，コストベネフィットが比較検討されるべきである。

■ 明日への提言

大量腹水を有する患者に対する苦痛の緩和は臨床上極めて重要な課題である。癌性腹水の治療に対するCARTの有用性を検証する臨床研究が望まれる。

■ 検索資料・参考にした二次資料

データベース：PubMed　期間：2000-2020　keyword・件数：①massive ascites and malignancy and cart，②refractory ascites and malignancy and cart，③ascites and malignancy and paracentesis and RCTで検索して31件。データベース：Cochrane library 期間：期間限定なし　keyword・件数：①ascites and cart，②malignant ascites and cart，③refractory ascites and cart，で検索して17件。データベース：医中誌　期間：期間限定なし　keyword・件数：①癌性腹水 and cart，②癌性腹水 and 予後，で検索して68件あり。

内，本CQに関連するものを8件選択した。

引用・参考文献

1) 日本消化器病学会編. 肝硬変診療ガイドライン2015改訂第2版. 南江堂, 2015.

2) Matsusaki K, Orihashi K. Feasibility, efficacy, and safety of cell-free and concentrated ascites reinfusion therapy (KM-CART) for malignant ascites. Artif Organs. 2020; 44: 1090-7.

3) Kawata Y, Nagasaka K, Matsumoto Y, et al. Usefulness of cell-free and concentrated ascites reinfusion therapy in the therapeutic management of advanced ovarian cancer patients with massive ascites. Int J Clin Oncol. 2019; 24: 420-7.

4) Ito T, Hanafusa N, Iwase S, et al. Effects of cell-free and concentrated ascites reinfusion therapy (CART) on symptom relief of malignancy-related ascites. Int J Clin Oncol. 2015; 20: 623-8.

5) Hanafusa N, Isoai A, Ishihara T, et al. Safety and efficacy of cell-free and concentrated ascites reinfusion therapy (CART) in refractory ascites: Post-marketing surveillance results. PLoS One. 2017; 12: e0177303.

6) Ito T, Hanafusa N, Fukui M, et al. Single center experience of cell-free and concentrated ascites reinfusion therapy in malignancy related ascites. Ther Apher Dial. 2014; 18: 87-92.

7) Yamaguchi H, Kitayama J, Emoto S, et al. Cell-free and concentrated ascites reinfusion therapy (CART) for management of massive malignant ascites in gastric cancer patients with peritoneal metastasis treated with intravenous and intraperitoneal paclitaxel with oral S-1. Eur J Surg Oncol. 2015; 41: 875-80.

8) Hanada R, Yokomichi N, Kato C, et al. Efficacy and safety of reinfusion of concentrated ascitic fluid for malignant ascites: a concept-proof study. Support Care Cancer. 2018; 26: 1489-97.

9) Matsusaki K, Ohta K, Yoshizawa A, et al.; Japanese CART Study Group. Novel cell-free and concentrated ascites reinfusion therapy (KM-CART) for refractory ascites associated with cancerous peritonitis: its effect and future perspectives. Int J Clin Oncol. 2011; 16: 395-400.

7章

癌性腹水

CQ 3

腹膜播種を伴う大量腹水に対して，腹腔―静脈シャント術を推奨するか？

ステートメント

腹膜播種を伴う大量腹水患者は，予測余命が週単位で PS3 である場合が多く，腹腔―静脈シャント（Denver's shunt）を行うと，腹部膨満感の軽減，腹腔穿刺回数を減らすことはできるものの，合併症は多く，致死的な場合もあり，行わないことを弱く推奨する。

推奨の強さ：**弱い**　エビデンスの強さ：**C**　合意率：**70%（7/10）**

解説

益 症状緩和

害 有害事象，コスト

　最も症例数が多いのは，Sugawara ら[1] の多施設共同の後方視的研究で，133 例を集積した。137 日以上の症状改善は 82.7%。平均症状改善期間は 26 日，平均生存期間は 41 日であった。シャントトラブルは 45% に起こり，凝固系異常は 27.8% に起こったが DIC に至ったのは 5.3%，その他消化管出血 9.8%，敗血症 3.8%，急性心不全 3.0% であった。

　Schumacher ら[2] は，悪性腫瘍関連腹水の緩和のために腹腔―静脈シャントを受けた 89 例のシリーズでは，30 日および 60 日の死亡率はそれぞれ 43% および 61%。手術から 30 日以内に死亡した 38 名の患者のうち，12 名の死亡（31%）は，シャント手順の合併症に直接関連していた。さらに，症状緩和は 57 名の患者（62%）でのみ達成され，28 名の患者（31%）のみが開存シャントを維持し，2 カ月以上生存した。これにより，著者らは，PV シャントの有用性は限られていると結論づけた。

　Zanon ら[3] は，42 例行い　症状制御率 87.5% で良好だったと述べている。

　Tomiyama ら[4] は，33 例に行い　13 例（39.4%）に腹水穿刺が不要になり，17 例（51.5%）は在宅療養が一時的に可能，平均生存期間は 54.5 日。シャントトラブルは 4 例に閉塞，DIC が 8 例（24.2%）に起こった。

　Wickremesekera ら[5] は，21 例に行い，16 例は症状改善（76.2%），2 例に早期死亡と報告している。

　また White ら[6] のレビューによれば，1980-2008 Denver シャント例 341 例を蒐集し，平均寿命 3 カ月，症状制御率 75.3%，合併症率 38%，シャント閉塞 24%，DIC9% であったと述べている。

　以上より，腹腔―静脈シャントは，腹部膨満感や呼吸困難を改善し，腹腔穿刺回数を減らせる可能性があるが，シャントトラブルも多く，消化管出血や DIC など重篤な合併症の可能性があり早期死亡も報告されている。したがって，本ガイドラインでは，腹膜播種を伴う大量腹水に対して，腹腔―静脈シャントは行わないことを弱く推奨する。

　しかし，最も最近の Yarmohammadi[7] らのレビューで述べているように，適応をかなり

絞り込み，期待できる余命3カ月以上の患者に限定し，絶対禁忌として，血性腹水，腎不全，心不全，総ビリルビン＞2.0 mg/dL，血小板5万以下，PSが悪い，アルブミン＜2.5 g/dLなどとすれば，良い結果（長期の腹水コントロール，長期のシャント開存，合併症の減少）を得られると思われる。

明日への提言

特になし。

検索資料・参考にした二次資料

データベース：PubMed　期間：1980-2020　keyword・件数：臨床疑問に対する臨床研究は，比較研究はなく，20例以上の観察研究が5件ある。（PubMedを用い，検索式は，peritoneovenous shunt, malignancy として，LeVeen シャントは現在使われておらず，主に現在使用可能である Denver シャントが使われているであろう1980年以降のものとした）

引用・参考文献

1) Sugawara S, Sone M, Arai Y, et al. Radiological insertion of Denver peritoneovenous shunts for malignant refractory ascites: a retrospective multicenter study (JIVROSG-0809). Cardiovasc Intervent Radiol. 2011; 34: 980-8.

2) Schumacher DL, Saclarides TJ, Staren ED. Peritoneovenous shunts for palliation of the patient with malignant ascites. Ann Surg Oncol. 1994; 1: 378-81.

3) Zanon C, Grosso M, Aprà F, et al. Palliative treatment of malignant refractory ascites by positioning of Denver peritoneovenous shunt. Tumori. 2002; 88: 123-7.

4) Tomiyama K, Takahashi M, Fujii T, et al. Improved quality of life for malignant ascites patients by Denver peritoneovenous shunts. Anticancer Res. 2006; 26: 2393-5.

5) Wickremesekera SK, Stubbs RS. Peritoneovenous shunting for malignant ascites. N Z Med J. 1997; 110: 33-5.

6) White MA, Agle SC, Padia RK, et al. Denver peritoneovenous shunts for the management of malignant ascites: a review of the literature in the post LeVeen Era. Am Surg. 2011; 77: 1070-5.

7) Yarmohammadi H, Getrajdman GI. Symptomatic Fluid Drainage: Peritoneovenous Shunt Placement. Semin Intervent Radiol. 2017; 34: 343-8.

7
章

癌性腹水

CQ 4

癌性腹水コントロールにトリアムシノロンアセトニドの腹腔内投与は推奨されるか？

ステートメント

手技が容易で，患者がアクセスしやすい治療選択肢として提案できるが，明確な推奨はできない。

推奨なし　エビデンスの強さ：D　合意率：100%（10/10）

解説

益 症状緩和
害 有害事象

　癌性腹水貯留患者にとって，症状を改善する腹水穿刺廃液は有効な手技であるが，頻回の穿刺は患者の QOL を低下させる。腫瘍由来の vascular endothelial growth factor（VEGF）は腹水産生の主要な原因であるが，コルチコステロイドが VEGF 産生を抑制することは古くから知られている[1]。トリアムシノロンアセトニド（triamcinolone acetonide）は，長時間作用型で緩徐に代謝され，本邦では 1996 年から関節リウマチなどの関節腔内注射用などに市販されている（商品名：ケナコルト-A）。Mackey らは難治性癌性腹水患者に対してトリアムシノロンアセトニドの誘導体である triamcinolone hexacetonide（TH）10 mg/kg を腹腔内に投与する前向き試験を行った[2]。対象は，卵巣癌 4 例，消化器癌 5 例，乳癌 3 例を含む計 15 例で，腹水の穿刺廃液後に TH を投与したところ平均腹腔穿刺間隔を9.5 日から 17.5 日に延長できた。本邦での学会報告の初出は，2006 年に三好らが，再発卵巣癌の難治性癌性腹水患者 2 名に対して腹水穿刺廃液後にトリアムシノロンアセトニドを投与し症状改善と腹腔穿刺間隔の延長が得られたと報告したものである[3]。その後，伊藤らは 2005～2014 年にかけて癌性腹水に対してトリアムシノロンアセトニドの腹腔内投与を行った 65 例に加えて，癌性胸水に対して胸腔内投与を行った 9 例を含め，74 例の婦人科癌患者を報告している[4]。そのうち 61 名（88%）は卵巣癌患者であった。37 例は手術や化学療法などの主治療前に全身状態を改善するために投与し，37 例は終末期治療として実施した。腹水穿刺または胸腔穿刺による廃液後，400 mg（10 バイアル）の腔内投与を行った。19 例中 15 例（79%）で腔内投与前の穿刺廃液間隔を延長することができた。一方，癌性腹膜炎患者の 1 名で腸管穿孔を生じている。庄子らは 2010～2012 年にかけて婦人科癌患者の癌性腹水に対する前向き試験を行った[5]。トリアムシノロンアセトニドの投与量は10 mg/kg で上限 400 mg と設定した。登録された 26 例中 18 名（69%）が卵巣癌患者で，平均腹腔穿刺間隔は 13 日から 22 日に延長できた。4 名（15%）が小腸穿孔を生じている。本邦で実施された臨床研究のトリアムシノロンアセトニドの投与量 400 mg について，最適かどうか検討はされていない。渡邊らは，KM-CART にトリアムシノロンアセトニド

80 mg の腹腔内投与を併用し有効であった症例を報告している[6]。一方，消化管癌5名を含む11例中，1名で消化管穿孔を生じている。癌性腹膜炎患者の消化管穿孔について，トリアムシノロン腹腔内投与との因果関係は不明であるが，これまでのまとまった報告では，5.1%（6/117）に消化管穿孔を生じており，投与時には十分な説明が必要である。

▨ 明日への提言

　終末期医療では比較試験を実施することが困難である。適応外使用であり合併症についても十分なインフォームドコンセントを得て実施することが望まれる。

▨ 検索資料・参考にした二次資料

　データベース：PubMed　期間：1990-2020　keyword・件数：malignant ascites, intra peritoneal, steroid で 39 件，うち本 CQ に関連ありと判断されたものを 3 件。intraperitoneal, triamcinolone acetonide で 16 件，うち本 CQ に関連ありと判断されたもの 1 件。

　データベース：J-Stage　期間：1990-2020　keyword・件数：追加で，J-Stage で triamcinolone acetonide, malignant ascites で 1 件。

　データベース：医学中央雑誌　期間：1990-2020　keyword・件数（triamcinolone acetonide　OR ケナコルト），腹腔内投与で 2 件。

引用・参考文献

1）Nauck M, Roth M, Tamm M, et al. Induction of vascular endothelial growth factor by platelet-activating factor and platelet-derived growth factor is downregulated by corticosteroids. Am J Respir Cell Mol Biol. 1997; 16: 398-406.

2）Mackey JR, Wood L, Nabholtz J, et al. A phase II trial of triamcinolone hexacetanide for symptomatic recurrent malignant ascites. J Pain Symptom Manage. 2000; 19: 193-9.

3）三好ゆかり，高田友美，林正美，他．再発卵巣癌の腹水コントロールに，triamcinolone acetonide(TA: ケナコルト A) 腹腔内投与が有効であった 2 例．産婦人科の進歩．2006; 58: 292.

4）Ito K, Tsubamoto H, Inoue K, et al. Effectiveness of intraperitoneal or intrapleural administration of triamcinolone acetonide for the control of malignant ascites and pleural effusion (Kansai Clinical Oncology Group-G1102 study). J Cancer Res Ther. 2017; 13: 446-50.

5）Shoji T, Takatori E, Miura Y, et al. Pilot study of intraperitoneal administration of triamcinolone acetonide for cancerous ascites in patients with end-stage gynecological cancer. Int J Gynecol Cancer. 2014; 24: 1093-7.

6）渡邊昭博，家守雅大，藤澤空彦，他．癌性腹水患者に対する腹水濾過濃縮再静注法 (KM-CART) とステロイド腹腔内投与の意義．日本癌治療学会学術集会抄録号 (CD-ROM). 2013; 51: ROMBUNNO.P32-12

7章

癌性腹水

索　引

※［胃］2章　［膵］3章　［大］4章　［腹偽］5章　［卵］6章　［腹水］7章

腹膜播種診療ガイドライン 2021 年版

2021 年 8 月 30 日	第 1 版（2021 年版）第 1 刷発行
2022 年 4 月 25 日	第 2 刷発行

編　集　**日本腹膜播種研究会**

発行者　福村　直樹

発行所　**金原出版株式会社**

〒 113-0034 東京都文京区湯島 2-31-14

電話　編集 (03) 3811-7162

　　　　営業 (03) 3811-7184

FAX　　　 (03) 3813-0288

振替口座　00120-4-151494

http://www.kanehara-shuppan.co.jp/

ⓒ日本腹膜播種研究会, 2021

検印省略

Printed in Japan

ISBN 978-4-307-20427-9

印刷・製本／教文堂

WEB アンケートにご協力ください

読者アンケート（所要時間約 3 分）にご協力いただいた方の中から抽選で毎月 10 名の方に図書カード 1,000 円分を贈呈いたします。

アンケート回答はこちらから ➡

https://forms.gle/U6Pa7JzJGfrvaDof8